Een weddenschap op

Natuurlijke endocrinology

Dr. Mario Vega Carbó
Endocrinoloog

Eerste editie, juli 2019

Aan mijn kinderen: Liuba, Fidel, Mario en Rocío

Aan mijn ouders: Lucia en Nicolás

Aan mijn vrouw: Dr. Ethel Vado Osuna

Aan mijn collega's, patiënten en hun families

Aan God in de natuur als de beste bron van gezondheid

INHOUD

Introductie

Het doel van dit boek is om het bewustzijn te creëren dat de natuur alle voedingsstoffen vindt die we nodig hebben om gezond te eten, om ziekten te voorkomen, om symptomen en gevolgen te voorkomen.

Onder geen enkele omstandigheid is een medische behandeling bedoeld, maar het opent het spectrum van opties voor ons en onze keuzemogelijkheid.

We zullen een fout maken voor de oorzaken en gevolgen van de vijf ziekten. Het is een proces van onze samenleving en we bereiden onszelf voor en het terrein van de strijd tussen deze kwalen en het gebruik van niet alleen traditionele therapieën, maar ook van de Maldiven. Zoals veranderingen en levensstijl, dieet en lichaamsbeweging, en natuurlijk de middelen en voordelen die we konden vinden en planten om deze ziekten te helpen en te behandelen.

We zullen dit boek openen met het thema diabetes, een klinische aandoening die zich heeft ontwikkeld en een epidemie en de afgelopen jaren. Ken de criteria om te diagnosticeren, de soorten die bestaan, de verdachte symptomen, en praat ook over de behandeling, het expliciete effect van medicijnen, het belang van een gezonde levensstijl en de planten die hiervan profiteren. diabetische patiënten

Ga vervolgens verder met een onderwerp dat gerelateerd is aan diabetes, zoals obesitas. Obesitas van vandaag en dag wordt beschouwd als een ernstige ziekte, een stille vijand die een reeks pathologieën en complicaties veroorzaakt. Conversie van de te definiëren parameters, de soorten die bestaan, de overeenstemming over de verdeling van het vetweefsel, de complicaties die zich voordoen en de gezondheid, evenals de farmacologische behandelingsmaatregelen, de medicijnen die verloren zijn en de remedies van de aardappel .

En in het derde hoofdstuk zullen we de runs en ziekten blootleggen die worden veroorzaakt door veranderingen en hun functie. De schildklier produceert hormonen die essentieel zijn om de metabole processen van al onze cellen te initiëren, en wanneer dat de productie is en het teveel (hyperthyreoïdie) of een tekort is (hypothyreoïdie) manifesteren de symptomen zich en alle organen van ons lichaam. We zullen het hebben over de oorzaken van deze ziekten, complicaties en opties van traditionele medische behandeling, zoals alternatieve therapieën met medicinale planten.

We presenteren in het vierde hoofdstuk een van de pathologieën met de hoogste prevalentie bij vrouwen met subfertiliteit en onvruchtbaarheid, zoals Polycystic Ovarian Syndrome (PCOS), die tot 12% bereikt bij vrouwen in de vruchtbare leeftijd. We zullen zien waar deze pathologie over gaat, wat de symptomen en oorzaken zijn, hoe conventionele behandeling is en welke natuurlijke recepten kunnen helpen bij het beheer ervan.

In het laatste hoofdstuk, afgesloten met een bloeiperiode, zullen we ons voorbereiden op een moeilijk stadium van zowel fysieke als psychologische veranderingen zoals de Climaterio, zowel vrouwelijk als mannelijk. We zullen uitleggen waarom dit stadium zich voordoet, wat de verwachte fysiologische veranderingen met de leeftijd zijn, de symptomen die het genereert en de mogelijke ongemakken, en we zullen begeleiden bij de therapieën die we kunnen toepassen om deze levenscyclus onder ogen te zien.

Terwijl u door de pagina's van dit boek reist, wordt u zich bewust van alles in uw handen om uw levensstijl te verbeteren vanaf het moment dat u wakker wordt tot u 's nachts gaat slapen. Vanaf dit moment kan je leven radicaal veranderen en voor altijd moet je alchemie laten plaatsvinden. De tovenaar ben jij.

De auteur
Dr. Mario Vega

Onderwerp I: Suikerziekte

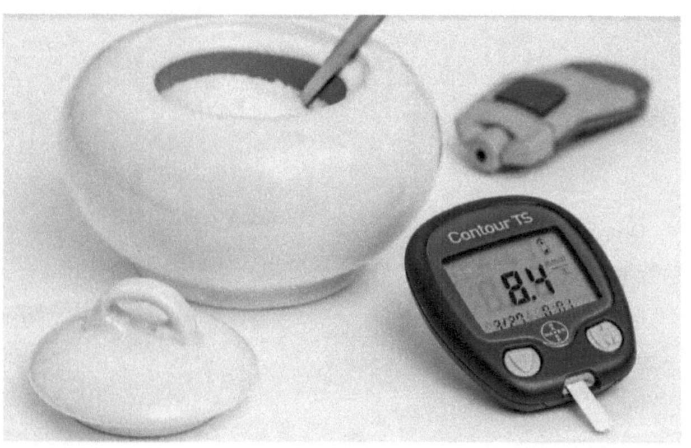

Wetenschappelijke definitie: Diabetes is een chronische ziekte die zich manifesteert wanneer de alvleesklier stopt met het produceren van voldoende insuline om de aanwezigheid van bloedsuiker te reguleren. Een andere reden voor het ontstaan van diabetes is wanneer de alvleesklier normaal insuline produceert, maar het lichaam niet in staat is om het effectief te gebruiken. Wanneer diabetes niet onder controle is, treedt er in het lichaam een aandoening op die hyperglykemie wordt genoemd, wat een verhoogde bloedsuikerspiegel betekent. Naarmate de tijd verstrijkt, veroorzaakt deze aandoening ernstige schade aan veel van de organen van het lichaam, evenals de verschillende systemen, zenuwen en bloedvaten.

Classificatie volgens zijn pathofysiologie:

Type 1 diabetes: dit type diabetes is ook bekend onder de naam insulineafhankelijke of juveniele diabetes. Het komt voor wanneer de alvleesklier niet in staat is insuline te synthetiseren, waarna de glucose die het lichaam binnenkomt uit voedsel in het bloed wordt achtergelaten zonder de cellen binnen te kunnen komen, waarvoor het van vitaal belang is voor het functioneren ervan. Door het concentreren van hoge niveaus van bloedsuiker, beginnen verschillende gezondheidsproblemen te ontstaan. Deze diabetes is tot vandaag niet voorkomen.

Type 2 diabetes: bekend als niet-insuline afhankelijke of volwassen diabetes, type 2 komt voor wanneer de alvleesklier de nodige insuline produceert, maar het lichaam kan het niet laten werken volgens wat er bestaat. Dat is de reden waarom hoge bloedsuikerspiegels optreden en de gezondheid wordt beïnvloed.

Het begin van deze ziekte is onmerkbaar, zelfs wanneer sommige mensen er jaren aan lijden, tot.

Zwangerschapsdiabetes: het is een aandoening die wordt gekenmerkt door de ontwikkeling van hyperglykemie, dat wil zeggen de toename van de bloedsuikerspiegel tijdens het stadium van de zwangerschap. Hoewel de suikerniveaus hoger zijn dan geaccepteerd, worden ze niet degene die nodig zijn om over diabetes zelf te praten. De gevolgen van deze aandoening zijn mogelijke complicaties tijdens de zwangerschap, tijdens de bevalling en het verhoogde risico dat de toekomstige baby type 2 diabetes ontwikkelt

Andere soorten diabetes: deze categorie omvat die soorten diabetes die worden veroorzaakt door een andere pathofysiologie dan de vorige, meestal treedt de ziekte op als gevolg van een andere primaire ziekte. Dit is het geval van diabetes door het gebruik van steroïde medicijnen en diabetes als gevolg van ziekten zoals cystische fibrose.

Type 1 diabetes

Tot op heden zijn de exacte oorzaken van dit type diabetes, dat auto-immuun blijkt te zijn, onbekend. Wetenschappers onderzoeken in de lijn van de genetica, omdat ze van mening zijn dat de persoon met een bepaalde aanleg in hun DNA wordt geboren om het te ontwikkelen, maar zodat het immuunsysteem ten onrechte de cellen van de pancreas begint te vernietigen die insuline produceren, het is het is noodzakelijk dat de persoon een virus oploopt dat een dergelijke reactie in het immuunsysteem veroorzaakt. Daarom zijn de twee belangrijkste oorzaken van deze ziekte als volgt samengevat:

• Overerving
• Omgevingsfactoren

Type 2 diabetes

Dit type diabetes is sterk gerelateerd aan levensstijl. Slechte gewoonten, zoals een zittende levensstijl en een slecht dieet, staan bovenaan de lijst met risicofactoren. Dit komt omdat er een direct verband is tussen obesitas en insulineresistentie die uiteindelijk leidt tot diabetes type 2. Abdominaal vet is gekoppeld aan de insulineresistentie, dus het is zowel een oorzaak als een indicator voor ziekte. Een andere risicofactor is genetica. Een van de meest kwetsbare groepen die aan deze diabetes lijden, zijn: Latino's, Afro-Amerikanen, Amerikanen van Aziatische afkomst, Hawaiianen, inwoners van de Pacifische eilanden en mensen die in Alaska zijn geboren. Daarom kunnen we de oorzaken van deze diabetes samenvatten in:

• Gewoonten van het leven

* Overerving
* Geografische locatie

Zwangerschapsdiabetes

Bij zwangerschapsdiabetes werkt een driehoek van factoren die ervoor zorgen dat de ziekte wordt veroorzaakt. Enerzijds werkt genetica samen in zijn uiterlijk, evenals slechte eetgewoonten en gebrek aan lichaamsbeweging. De hormonale veranderingen die plaatsvinden tijdens de zwangerschapsfase zijn echter ook sterk verantwoordelijk voor hun uiterlijk. De meest geaccepteerde hypothese tot nu toe is gebaseerd op het feit dat de hormonen in de placenta de werking van insuline blokkeren. Op zijn beurt is gewichtstoename tijdens de zwangerschap een andere trigger voor zwangerschapsdiabetes. Op deze manier worden de oorzaken samengevat in:

* Overerving
* Gewoonten van het leven
* Hormonen

Drugs

Een andere oorzaak van diabetes zijn bepaalde medicijnen die hyperglykemie kunnen veroorzaken of diabetes kunnen compenseren die eerder bestond. Onder hen zijn opioïde analgetica, corticosteroïden, reumatologische, psychofarmaca, antineoplastica, antimicrobiële middelen, immunosuppressiva, cardiale, hormonen en bronchusverwijders.

Ons lichaam is heel wijs en instinctief. Door de symptomen spreekt hij tot ons om te communiceren wat niet met het blote oog voor de hand ligt. Daarom kunnen we, wanneer we een of meer van de volgende symptomen waarderen, aan stille diabetes lijden zonder het zelfs maar te vermoeden:

Polyurie: het gaat om plassen in grote hoeveelheden. We moeten deze aandoening niet verwarren met heel vaak in kleine hoeveelheden urineren.

Polydipsie: is de overmatige toename van dorst, die gepaard gaat met een urgentie om het te lessen. Het zorgt ervoor dat de persoon grote hoeveelheden vloeistof binnenkrijgt en de keuze is meestal water.

Polyfagie: is wanneer honger oncontroleerbaar toeneemt en leidt tot het eten van grote hoeveelheden voedsel.

Gewichtsverlies: het moet voorkomen zonder enige factor die het opzettelijk heeft gegenereerd of door andere pathologieën die het veroorzaken. Het is een symptoom van diabetes wanneer we merkbaar en zonder enige verandering in onze levensstijl, zoals diëten of lichaamsbeweging, afvallen.

Andere verdachte symptomen

Jeuk: jeuk van de huid zonder enige duidelijke factor die deze veroorzaakt.

Vermoeidheid: zonder duidelijke reden voelen we ons moe en vinden we het moeilijk om te ademen ondanks kleine lichamelijke inspanningen.

Wazig zien: we moeten vermoeide ogen en het feit dat het een indirect symptoom is, uitsluiten. Om het als een teken van diabetes te beschouwen, moet het constant zijn.

Wonden die niet genezen: als onze wonden veel langer nodig hebben om te sluiten of zelfs tot infecties te leiden, kan diabetes de oorzaak zijn.

Gevoelloosheid en tintelingen in de ledematen: als we verlies van mobiliteit of het gevoel van naalden in onze handen en voeten voelen, kan dit een ander symptoom van deze ziekte zijn

.

Hoofdstuk 4

Voorwaarden met betrekking tot ongecontroleerd

Wanneer we, door gebrek aan kennis of nalatigheid, onze diabetes verwaarlozen, beweegt het lichaam van het stadium van symptomen naar dat van de voorwaarden, wat een van de volgende kan zijn:

Candidiasis vaginaal: is een vaginale infectie veroorzaakt door schimmels die zich manifesteert door een intense jeuk in het vaginale en vulvaire gebied. Andere symptomen die erop wijzen dat het aanwezig is, zijn uitslag, roodheid en pijn in het gebied, evenals waterige of dikke vaginale afscheidingen.

Balanitis: is de ontsteking en irritatie van de eikel of de voorhuid bij mannen en de clitoris bij vrouwen. Het manifesteert zich door de irritatie van het gebied, meestal vergezeld door pijnlijk urineren, afscheidingen van de urethra en het verschijnen van paarse zweren in het gebied.

Urineweginfecties: ze komen voor wanneer bacteriën de urethra binnendringen en zich in de blaas nestelen. De infectie kan zowel de urethra, de urineleiders, de nieren of de blaas beïnvloeden. Hoewel de bacteriën die ze veroorzaken meestal het lichaam binnenkomen, kan het zonder problemen worden vrijgegeven. Wanneer diabetes echter aanwezig is, verzwakt het het systeem

Huidinfecties: we moeten zeer alert zijn op frequente huidaandoeningen, omdat dit het eerste symptoom kan zijn dat het diabetesalarm veroorzaakt. Als we last hebben van steenpuisten, styes, karbonkels (infectie op het niveau van de dermis) of folliculitis (infectie in de haarzakjes), kunnen dit de verkeerslichten van het lichaam zijn als het gaat om ons te waarschuwen voor diabetes.

 de toename van ongecontroleerde bloedglucose maakt dat we meer last hebben van tandvleesproblemen, zoals parodontitis, wat kan leiden tot het verlies van tanden, evenals de algemene verslechtering van de mondgezondheid . Het is belangrijk om dit soort gezondheidsproblemen te nemen als een waarschuwing dat diabetes aanwezig kan zijn, evenals om elke zes maanden tandheelkundige controles te ondergaan als we de diagnose van de ziekte krijgen.

Hoofdstuk 5

Gevolgen, preventie en natuurlijke aanbevelingen om ze te beheersen

Het ontstaan van diabetes heeft ongewenste gevolgen voor de gezondheid. Gelukkig kunnen we ze altijd voorkomen als ze nog niet zijn verschenen, of ze controleren als ze zijn geïnstalleerd. Dergelijke negatieve effecten manifesteren zich door de volgende ziekten:

Perifere neuropathie

Als gevolg van laesies in de perifere zenuwen, dat wil zeggen die buiten de hersenen en het ruggenmerg zijn en die de prikkels naar de hersenen overbrengen, lijdt de persoon gevoelloosheid of gevoelloosheid in de handen of voeten. Aan de andere kant wordt meestal een algemeen gevoel van zwakte ervaren.

Preventieve maatregelen

• Controle van de medische aandoeningen die het veroorzaken: diabetes, artritis, alcoholisme, de ziekte van Lyme, HIV en lever-, nier- of schildklieraandoeningen.
• Vermijd blootstelling aan gifstoffen
• Vermijd repetitieve bewegingen
• Oefening
• Inslikken vitamine B
• Eet fruit en groenten
Natuurlijke aanbevelingen om het te beheersen

• Eet noten
• Consumeer visolie

• Stel uzelf matig bloot aan de zon om vitamine D te produceren
• Consumeer tarwegrassap
• Eet paprika's en paprika's

Seksuele disfunctie

Seksuele disfunctie is de aandoening waarbij de man lijdt aan erectiestoornissen en de vrouw seksueel verlangen verliest. Om over een pathologie te praten, is het noodzakelijk dat deze voorwaarde aanhoudend is en niet gekoppeld is aan emotionele factoren van passagierskarakter.

Preventieve maatregelen

• Stoppen met roken
• Afvallen
• Slaap minimaal zeven uur per dag

Natuurlijke aanbevelingen om het te beheersen
• Acupunctuur
• Kegel-oefeningen
• Eet rode ginseng
• Gebruik arginine
• Consumeer Ginkgo biloba

Chronische nierziekte

Er is sprake van chronische nierziekte wanneer nierschade is gegenereerd en deze is gevorderd. In dit geval bestaat de ziekte jarenlang en is het onbekend dat het er is, omdat het meestal geen symptomen vertoont. We kunnen weten of het bestaat via routinetests, zoals de glomerulaire filtratiesnelheid, creatinine en ureum in het bloed, de urinetest en bloeddrukcontrole.

Preventieve maatregelen

• Controleer uw bloedsuikerspiegel wanneer u diabetes heeft
• Doe elke dag minstens dertig minuten aan lichaamsbeweging
• Niet roken
• Verminder alcoholgebruik
• Controleer het gewicht
• Houd de bloeddruk in gezonde parameters
• Lager vetverbruik

Natuurlijke aanbevelingen om het te beheersen

• Eet voedsel met kalium, natrium en fósforo
• Neem uienbouillon
• Neem infusies van berendruif, paardenbloem, kaasjeskruid en paardenstaart

Ischemische hartziekte

Het treedt op wanneer de wanden van de kransslagaders worden beschadigd, wat resulteert in een aandoening die bekend staat als arteriosclerose en dit resulteert in het hart dat niet genoeg bloed ontvangt. Het heeft meestal geen symptomen.

Preventieve maatregelen

• Elimineer een zittende levensstijl
• Niet roken
• Eet gezond
• Verminder stress

Natuurlijke aanbevelingen om het te beheersen
• Eet noten
• Eet ui
• Drink infusie van meidoorn
• Eet avocado's en bananen
• Eet honing
• Drink infusie van knoflook en witte azijn gezoet met honing
• **Drink maretakinfusie.**

Diabetische voet

De diabetische voet verschijnt wanneer, door het verlies van gevoel in de voeten veroorzaakt door diabetes, de wonden in de voet niet worden waargenomen door de persoon, dus ze gaan door totdat ze een zweer genereren die kan leiden tot amputatie van de voet . Een kleine snee of een onbeduidende blaar kan leiden tot ernstige problemen omdat u niet de pijn voelt die ze moeten veroorzaken.

Preventieve maatregelen

• Controleer dagelijks uw voeten
• Was uw voeten dagelijks
• Bevochtig de voeten dagelijks
• Bestand eelt en hardheid met grote zorg
• Wees altijd schoeisel
• Bescherm voeten tegen extreme temperaturen

• Draag sokken wanneer het schoeisel dat toelaat

Natuurlijke aanbevelingen om het te beheersen

• Breng aloë vera aan met etherische olie van tea tree
• Koop zeezoutbaden
• Drink een infusie van Ginkgo biloba
• Drink calendula-infusie
• Breng kokosolie gemengd met vitamine E aan

Hoofdstuk 6

behandelingen

De behandeling voor diabetes is gebaseerd op een combinatie van "niet-farmacologische" en "farmacologische" maatregelen die progressief zijn en bij elke patiënt worden toegepast, waarbij elk geval afzonderlijk wordt bekeken.

De eerste stap in de behandeling zullen altijd niet-farmacologische maatregelen zijn, die voornamelijk zijn gebaseerd op veranderingen in levensstijl. Om de vermindering van het lichaamsgewicht te bereiken, vooral bij patiënten met diabetes type 2 en obesitas, is het noodzakelijk om een caloriebeperkt dieet te hebben dat is gepland op basis van de individuele behoeften van elke persoon, het doel is om een vermindering van 5% te bereiken van lichaamsgewicht jaarlijks en dat deze verandering wordt gehandhaafd.

Evenzo moet het dieet worden gecombineerd met een routine van matige tot hoge intensiteit aerobe oefeningen die gemiddeld ongeveer 30 minuten per week toevoegen. Routines moeten worden aangepast voor elke persoon, van wandelen, joggen of andere oefeningen, rekening houdend met de comorbiditeiten van de persoon.

Wanneer de metabole veranderingen van diabetes niet volledig worden gecompenseerd met deze niet-farmacologische maatregelen, worden ze gecombineerd met medicatie.
zijn vooral geïndiceerd bij diabetes type 2. Bij diabetes type 2 is de belangrijkste verandering een weerstand van de weefsels tegen de werking van insuline, hoewel de alvleesklier om deze reden insuline blijft produceren, maar op lagere niveaus dan normaal.

De medicijnen zijn bedoeld om: (1) de productie van insuline door de alvleesklier te verhogen of, (2) de gevoeligheid van de weefsels voor de werking van insuline te verbeteren. Er is een breed scala aan medicijnen die als volgt kunnen worden ingedeeld volgens de manier waarop ze in het lichaam werken:

• **Biguanide:** de belangrijkste vertegenwoordiger van deze groep geneesmiddelen is Metformin. Het werkt door de gevoeligheid van weefsels voor de werking van insuline te verbeteren en is het favoriete medicijn voor patiënten met diabetes type 2. Het wordt twee tot drie keer per dag toegediend.

• **Dipeptidylpeptidase IV-remmers:** in deze groep vinden we Sitagliptin, Vildagliptin en Saxagliptin. Ze blokkeren de werking van een enzym dat Dipeptidyldipeptidase IV wordt genoemd. Dit enzym is een eiwit dat verantwoordelijk is voor het verwijderen van stoffen die door de darm worden geproduceerd, incretines genaamd, die de insulineproductie stimuleren functie hebben om de insulineproductie te stimuleren wanneer voedsel wordt ingenomen. Ze worden oraal toegediend.

• **Deze groep geneesmiddelen is Metformine**. Het werkt door de gevoeligheid van weefsels voor de werking van insuline te verbeteren en is het favoriete medicijn voor patiënten met diabetes type 2. Het wordt twee tot drie keer per dag toegediend.

• **Incretinomimetica:** de vertegenwoordigers van deze groep zijn Exenatide en Liraglutide. Het zijn medicijnen die parenteraal worden toegediend, dat wil zeggen meestal via injecties. Zijn functie is het simuleren van de effecten van stoffen genaamd incretines geproduceerd door het spijsverteringskanaal om de productie van insuline te stimuleren.

• **Thiazolidinediones:** zoals Pioglitazon. Het is een medicijn dat oraal wordt toegediend en de functie ervan is om de werking op insulineweefsels te verbeteren, voornamelijk op vetweefsel. Bovendien verminderen ze de productie van glucose door de lever. Onder de nadelige effecten is het gerelateerd aan gewichtstoename en hartproblemen.

• **Meglitiniden:** deze medicijnen zijn stimulerende middelen voor insulinesecretie door de alvleesklier en worden meerdere keren per dag oraal toegediend.

•**Sulfonylureas:** ze zijn een van de meest gebruikte voor de behandeling van diabetes type 2, alleen of in combinatie met metformine. Ze zijn stimulerende middelen voor insulinesecretie en hun toediening wordt meestal eenmaal per dag oraal ingenomen. Het belangrijkste negatieve effect is hypoglykemie. In deze groep zijn er medicijnen zoals: Glibenclamide, Glicazide, Glimepiride.

Hormoontherapie: insuline

De toediening van insuline is geïndiceerd bij type I diabetespatiënten, zwangere vrouwen met type 1 en 2 diabetes of met zwangerschapsdiabetes, en ook bij patiënten met type 2 diabetes in gevorderde stadia. In geval van diabetes type 1 en langdurige diabetes type 2, produceert de alvleesklier niet langer insuline, dus moet deze worden verstrekt.

Insuline wordt parenteraal toegediend, dat wil zeggen door middel van injecties, meestal subcutaan of intraveneus. De beschikbare presentaties zijn synthetische humane insuline-analogen en andere typen zoals NPH-insuline, en worden geclassificeerd op basis van het tijdstip van werking. De injecties moeten voldoen aan een rigoureus schema wat betreft voedingsschema's en met betrekking tot maaltijden en moeten worden gecontroleerd met de nuchtere capillaire glycemie. Momenteel zijn er geprogrammeerde insulinepompen die patiënten bijna automatisch gebruiken voor het toedienen van insuline.

De bijwerkingen van het medicijn zijn gevarieerd en hangen af van het type medicijn. Over het algemeen zijn hypoglykemie, misselijkheid, diarree, braken, gewichtstoename en verlaagd natriumgehalte in het bloed het meest voorkomend. Wat de voordelen betreft, deze medicijnen hebben de functie de insulineproductie te verhogen, het lichaam te helpen het correct te gebruiken en de lever minder glucose te laten produceren.

Operaties

• Diabetische voetchirurgie
• Alvleeskliertransplantatie
• Chirurgie om obesitas te behandelen

Indicaties, risico's en voordelen

Diabetische voetchirurgie wordt aanbevolen wanneer u geconfronteerd wordt met een voet die risico loopt, wat inhoudt dat een amputatie nodig kan zijn als de wond aanhoudt. De risico's van beide operaties houden verband met de genezingsproblemen van de diabetespatiënt, terwijl de voordelen zijn dat de gezondheid van de voet wordt hersteld en het lichaam een functionerende pancreas krijgt die de patiënt bevrijdt van zijn diabetische aandoening. .

In het geval van alvleeskliertransplantatie vinden we andere risico's waarmee rekening moet worden gehouden. De eerste daarvan is de ernst van de interventie. Volgens de cijfers sterft 20% van de getransplanteerde mensen binnen het eerste jaar na de operatie. Aan de andere kant zijn de bijwerkingen van immunosuppressieve medicijnen die moeten worden genomen om te voorkomen dat het lichaam het nieuwe orgaan afwijst, gevaarlijker dan diabetes zelf.

Chirurgie voor de behandeling van obesitas wordt beschouwd als veel patiënten met diabetes type 2 zwaarlijvig zijn. Chirurgie is geïndiceerd in gevallen waarbij de BMI hoger is dan 40 kg / m2 en ook wanneer de waarde tussen 30-39 kg / m2 ligt en niet met conventionele middelen (dieet en lichaamsbeweging) kon afvallen, en de patiënt heeft andere ernstige geassocieerde ziekten, zoals hypertensie.

Invloed van fysieke activiteit op metabole controle

Het uitvoeren van een strikte en regelmatige metabole controle is wat ons wegneemt van de complicaties van diabetes.
Sporten heeft een zeer positief effect op mensen met diabetes type 1 en type 2. Naast het verkrijgen van alle voordelen die lichamelijke oefening met zich meebrengt, zullen mensen met diabetes de volgende voordelen verwerven:
• Verbetering van de bloedsuikerspiegel
• Verhoging van de insulinegevoeligheid

Op metabolisch niveau is wat er gebeurt wanneer u sport en direct verband houdt met diabetes, de mobilisatie van glycogeenafzettingen in de lever en spieren. Bovendien beginnen de spieren glucose te absorberen, dus nemen ze het uit het bloed. Ten slotte veroorzaakt lichaamsbeweging, met name aëroob, de verbranding van lipiden, een actie die de werking van insuline in de weefsels verbetert, wat leidt tot lagere bloedglucose.

Kinderen en adolescenten met type 1 diabetes kunnen elk type fysieke activiteit uitvoeren, ze kunnen zelfs competitiesporten beoefenen, maar ze moeten altijd voldoende metabolische controle hebben. Er is vastgesteld dat het noodzakelijk is om medicijnen en een dieet aan te passen om veilig lichamelijke activiteiten uit te voeren.

Complicaties en bijbehorende ziekten
De meest voorkomende complicaties bij diabetes zijn microvasculair:

Retinopathie: treedt op omdat hoge bloedsuikerspiegels de bloedvaten van het netvlies beschadigen. Hierna zwellen de vaten op en verliezen vloeistof of worden nieuwe abnormale vaten geproduceerd. Na verloop van tijd kunnen al deze veranderingen leiden tot verlies van het gezichtsvermogen.
Nefropathie: is de chronische nierziekte, die resulteert in een slechte filtratie van bloed door de nieren, wat resulteert in een.

Evenals cardiovasculaire, die worden geassocieerd met metabole controle en ziekte-evolutie.

Gecombineerde weerstand, cardio, flexibiliteit en elasticiteit routines

Er zijn bepaalde oefeningen speciaal aanbevolen voor mensen met diabetes. Hoewel, bij het beoefenen van fysieke activiteit, de vier pijlers moeten worden overwogen, moet worden benadrukt dat de meest voordelige voor metabolische controle bij mensen met deze ziekte aerobe is.

Om de voordelen van lichaamsbeweging te laten plaatsvinden, moet dit bestaan uit sessies die ten minste dertig minuten ononderbroken oefening duren en die ten minste driemaal per week plaatsvinden.

Routines kunnen worden gekozen op basis van de beschikbare tijd en energie. Wil aerobe activiteit het gewenste effect hebben, dan moet het tussen de vijfentwintig en vijfenveertig minuten duren.

Cardio- of aerobe oefening

- fietsen
- Schaatsen
- Elliptisch
- Snelle wandeling
- Zwemmen
- Dans
- rennen

Weerstand

Wanneer we het over weerstand hebben, verwijzen we naar het gebruik van gewichten om de toename van spiermassa te genereren. We moeten niet vergeten dat hoe meer volume in de spier, hoe meer glucose wordt opgenomen. De herhalingen van de weerstandsoefeningen variëren van tien tot dertig per serie en er moeten minimaal drie sets worden uitgevoerd. De spieren om te werken zijn:

- Abs
- Dorsalen
- Armen

Flexibiliteit

Het zijn routines die zijn ontworpen om het maximale bewegingsbereik in de gewrichten te bereiken. Ze profiteren van houding en dagelijkse mobiliteit. De meest aanbevolen zijn:

- Yoga
- Pilates
- Ballet

Veerkracht

Mensen met diabetes lijden aan voortijdige celdegeneratie, dus het is gebruikelijk dat ze gewrichtsslijtage, spierscheuren en peesletsels hebben. Om dit te voorkomen, zou een training niet moeten eindigen als een routine gericht op spierelasticiteit. Hier zullen de armen, benen en wervelkolom worden gewerkt. Om ervoor te zorgen dat de spier de nodige voedingsstoffen binnenkrijgt en het opgehoopte melkzuur vrijmaakt in de weerstandsessie en we pijn kunnen voorkomen, moet elke stretchoefening minstens twintig seconden duren en tweemaal worden herhaald.

Koolhydraten tellen

Het tellen van koolhydraten is een techniek die gericht is op het regelen van de bloedglucosespiegel door middel van menuplanning, omdat deze voedingsstof de glucosespiegels verhoogt. Als we echter willen dat het effectief is, is het niet zo eenvoudig als het toevoegen van de koolhydraten in voedsel, omdat twee factoren die het effect van deze voedingsstof verminderen in acht moeten worden genomen: lichamelijke oefening en de medicijnen die we nemen.

Gemiddeld kan worden uitgegaan van de basis dat 52 koolhydraten per maaltijd nodig zijn.
Als voorbeeld kan een ontbijt met deze hoeveelheid koolhydraten worden gevormd door:

- 1 vers fruit
- 1/2 kop havermout
- 1/2 kopje ongezoete yoghurt zonder suiker
- 1 zoet koekje

Dieet volgens glycemische index en glycemische belasting

Dieet volgens glycemische index en glycemische belasting De glycemische index vertelt ons over de snelheid waarmee een voedingsmiddel bloedglucose kan verhogen. Het is noodzakelijk om voedsel te verdelen tussen die met een lage, gemiddelde en hoge glycemische index. De fictieve waarde van 100 wordt toegeschreven aan glucose, daarom hebben voedingsmiddelen die minder dan 55 zijn een lage index; tussen 55 en 70 zijn intermediair en die boven 70 hebben een hoge index. Glycemische belasting is een patroon dat de snelheid evalueert waarmee glucose het bloed bereikt. Hiervoor worden de koolhydraten in het voedsel geëvalueerd. Als het voedsel bijvoorbeeld een hoge glycemische index heeft, maar weinig koolhydraten bevat, is de glycemische belasting laag. Je kunt niet over de glycemische index praten zonder rekening te houden met de glycemische belasting en vice versa. Voedingsmiddelen boven de 20 worden beschouwd hoge glycemische belasting, omdat ze ervoor zorgen dat glucose het bloed sneller bereikt. Die onder de 10 hebben een lage glycemische lading.

Voedingsmiddelen met een hoge glycemische index: witte rijst, watermeloen, bewerkte granen, instant havermout, aardappelen
Middellange glycemische index voedingsmiddelen: bruine rijst, pitabroodje, roggebrood, rozijnen
Laag glycemisch voedsel: gerst, quinoa, noten, peulvruchten, melk, yoghurt

Voedingsmiddelen met een hoge glycemische lading: pasta, suikergraan en rozijnen
Voedingsmiddelen met gemiddelde glycemische lading: brood, gekookte aardappelen, honing
Voedsel met lage glycemische lading: ananas, granen met vezels, linzen, kiwi's

Tag lezen

Voordat u voedsel koopt, is het handig om het etiket grondig te lezen. De factoren om rekening mee te houden zijn de volgende:

- **Portiegrootte:** de waarden die hieronder worden gelezen, zijn per portie, niet voor het hele pakket. Het is heel belangrijk om niet in de war te raken en te geloven dat we slechts 52 calorieën zullen eten als we het hele pakket consumeren, omdat we het over die hoeveelheid calorieën kunnen hebben voor bijvoorbeeld drie koekjes.

- **Calorieën:** het is erg belangrijk om minder calorieën te consumeren dan het lichaam momenteel verbrandt door lichamelijke activiteit om gewicht te verliezen.

- **Koolhydraten:** bevatten suikers, vezels en complexe koolhydraten. Elke koolhydraat verhoogt de bloedsuikerspiegel, dus het is noodzakelijk om rekening te houden met de totale grammen, niet alleen die van suiker.

- **Vezel:** het is raadzaam om gemiddeld 25 gram per dag te eten bij vrouwen en 38 gram bij mannen.

- **Suikeralcoholen:** ze bevatten minder calorieën dan koolhydraten en zetmeel. Ze zijn cheats omdat ze aanwezig kunnen zijn in een levensmiddel waarvan het etiket zegt "suikervrij", wat het niet vrijstelt van koolhydraten of calorieën.

- **Totaal vetten:** omvat het aantal slechte en goede vetten voor het lichaam. Mono- en meervoudig onverzadigde vetten verminderen het slechte cholesterol en beschermen het cardiovasculaire systeem.

- **Verzadigde vetten:** verhogen het slechte cholesterol en het risico op hart- en vaatziekten.

- **Transvetten:** verhogen slechte cholesterol en het risico op hart- en vaatziekten.

- **Cholesterol:** hoe minder u heeft, hoe gezonder het voedsel. In het ideale geval zegt u 0%.

- **Natrium:** heeft geen invloed op de bloedglucose, maar niemand mag meer dan 2.300 mg per dag innemen.

- **Lijst van ingrediënten:** ze worden in afnemende vorm weergegeven. Aldus zal de eerstgenoemde in grotere mate aanwezig zijn.

- **Dagelijkse percentagewaarden (% DV):** rechts van het label vinden we deze waarden. Het vertelt ons de hoeveelheid van elke voedingsstof die elke portie van het voedsel in kwestie per dag bijdraagt op basis van een dieet van 2000 calorieën.

- **Netto koolhydraten:** dit is een waarde die de huidige voedselproducenten zijn gaan opnemen. Dit is de hoeveelheid koolhydraten na aftrekken van suikeralcoholen en gram vezels. Het is geen waarde die wordt geaccepteerd door voedsel- en diabetesorganisaties omdat het niet juist is.

Aanbevolen voedingsmiddelen

Aangezien een persoon met diabetes baat heeft bij voedingsmiddelen met calcium, vezels, kalium, vitamine A, C en E en magnesium, zijn de meest aanbevolen voedingsmiddelen:

- Citrus
- Zoete aardappel
- Groene bladgroenten
- Bessen

- Menestras (het heeft de voorkeur dat ze natuurlijk zijn, maar als ze in blik zijn, moet u ze gewoon leegmaken en goed wassen)
- Vissen met omega 3
- Volle granen (bacteriën en zemelen)
- Tomaat
- Noten
- Magere melk
- Magere yoghurt

Meest aanbevolen bereidingen en hoeveelheden

De beste diabetische gerechten zijn: gegrild, gekookt, gestoomd en gebakken. Het is beter dat koken niet erg lang is, omdat dit een grotere opname van koolhydraten bevordert. De beste manier om een voedselschotel voor diabetici te ontwerpen is:

- 1/2 bord zetmeelvrije groenten (spinazie, snijbiet, wortelen)
- 1/4 plaat eiwit (peulvruchten, mager vlees, tonijn)
- 1/4 bord volle granen of zetmeelrijk voedsel (rijst)

Dessert: een eenheid fruit of een portie zuivel. Het is raadzaam om elke dag dezelfde hoeveelheid koolhydraten te eten.

Menu voorbeelden

Ontbijt
- 1 glas melk
- Half kopje havermout
- 1 eenheid fruit

Lunch
- 1 kopje peulvruchten
- 1 portie salade
- 1 eenheid fruit of een zuivelproduct

Picknick
- 2 sneetjes brood
- 1 glas natuurlijk sap

Diner
- 1 gekookte aardappel
- 200 gram spinazie
- 5 eetlepels rijst

Aantrekkelijke en gezonde culinaire recepten

Warm of koud gestoomde salade:
- 2 wortelen
- 1 courgetteschelp
- Shell van 1 aubergine
- 1/2 ui

De ui wordt gesneden in julienne of brunoise, gebakken in een eetlepel altolische olie. Wortels die in dunne plakjes zijn gesneden, worden toegevoegd. Bedek en laat zweten. De andere ingrediënten worden toegevoegd, naar smaak gekruid, afgedekt en mogen volledig worden gekookt. Het kan koud tot heet worden gegeten.

Gebakken Gevulde Tomaten
- 4 grote tomaten
- 4 aardappelen
- 1 blikje tonijn
- 1 kleine ui

Fruit de ui in een eetlepel altolische olie. Kook de aardappels en pureer. Schil en kop de tomaten. Meng de aardappelpuree met de tonijn en ui. Vul de tomaten en kook 20 minuten in de oven 180 °C.

Hoofdstuk 9

Vitaminen en mineralen

Alle vitamines en mineralen zijn gunstig voor mensen met diabetes, maar we zullen ons concentreren op het vermelden van die, naast het voeden, het niveau van bloedglucose verlagen, hetzij omdat ze vet afbreken, omdat ze de aanwezigheid van bloedglucose verminderen, omdat Ze leveren energie die we anders uit koolhydraten zouden moeten halen of omdat ze de insulineproductie stimuleren:

- **Vitamine B**
- **Vitamine C**
- **Vitamine D**
- **Vitamine E**
- **Magnesium**
- **Zink**

Voedingsmiddelen rijk aan vitamines en mineralen

- Noten
- Granen
- Kaas
- Oesters
- Citrus
- Tarwederivaten
- Rauwe of gekiemde zaden
- Biergist
- Paddenstoelen
- Melk

- Groenten
- Kreeft
- Vis
- Groene bladgroenten
- Thee
- Cacaomelk
- Selderij
- Broccoli
- Asperges
- Tomaten
- Courgette
- Volle granen
- Zeevruchten
- Bruine rijst
- Zonnebloempitten
- Eieren

Hoofdstuk 10

Geneeskrachtige planten

Planten kunnen medicijnen gebruiken om auto-immuunziekten te voorkomen, glucose te verlagen en onder controle te houden en de insulinegevoeligheid te verhogen. Traditionele Chinese geneeskunde en Indiase ayurveda hebben de genezende kracht van planten gebruikt om ziekten te bestrijden zonder nadelige gevolgen voor bijwerkingen, en met het voordeel dat ze meerdere voordelen voor het organisme krijgen. Kaneel helpt bijvoorbeeld de bloedglucose te verlagen en is ook uiterst effectief bij het verhogen van de afweer van het lichaam.

Gunstige planten voor diabetici:

• **Groene thee:** dankzij de stof genaamd epigallocatechine gallate stimuleert dit kruid de productie van insuline. Omdat de aanwezigheid van de nuttige componenten niet te hoog is, is het noodzakelijk om dagelijks een tot twee liter groene thee te nemen.

• **Ginseng:** het moet als een extract worden geconsumeerd. Het effect is om de insulinegevoeligheid te verhogen, waarvan het lichaam op een efficiëntere manier gebruik maakt.

• **Guarumbo-bladeren:** het effect is vergelijkbaar met dat van het medicijn metformine, dat wordt gebruikt om diabetes type 2 te beheersen vanwege het effect van het verlagen van bloedglucose.

• **Gember:** deze wortel heeft fantastische effecten op het spijsverteringsstelsel. Op zijn beurt bestrijdt het type 2 diabetes door de aanwezigheid van bloedglucose te verminderen. De aanbevolen dosis is een halve theelepel nuchter poeder. De infusie van natuurlijke gember is ook zeer gunstig.

• **Fenegriek:** vermindert de aanwezigheid van glucose in het bloed en stimuleert de productie van insuline.

• **Eucalyptus:** een infusie van eucalyptus zorgt ervoor dat de bloedglucosespiegel daalt. Het blad van deze boom heeft de kracht om te helpen bij het proces van glycogenogenese, wat de opslag van glucose door het lichaam inhoudt, zodat het niet in het bloed blijft en de organen en zenuwen beschadigt, maar wordt vrijgegeven volgens de vraag van het organisme.

• **Cranberrybladeren:** ze zijn uitgerust met een component genaamd myrtiline, die dezelfde functie heeft als insuline: de cel glucose laten absorberen.

• **Berberine:** deze plant vervult de vier functies die diabetes helpen beheersen. Ten eerste zorgt het ervoor dat de lever minder glucose produceert; Het verbetert ook de insulinegevoeligheid en stimuleert daarom de opname van glucose en verlaagt uiteindelijk de bloedsuikerspiegel.

• **Kaneel:** helpt glucose te metaboliseren en helpt ons insuline te produceren. Het moet in zeer matige hoeveelheden worden geconsumeerd, omdat het erg sterk is. Het is een uitstekende smaakmaker voor desserts en infusies.

• **Zwarte curry:** dit is een krachtig kruid met eigenschappen die het cardiovasculaire systeem en de lever kunnen beschermen. Het verrassende is dat wanneer het in kleine hoeveelheden tijdens de maaltijd wordt geconsumeerd, de bloedsuikerspiegel met de helft kan worden verlaagd.

Kurkuma: naast heerlijk te zijn en de gewrichten en het hart te beschermen, maakt de curcumine in dit kruid het een krachtig wapen tegen de aanwezigheid van bloedglucose. Een snuifje per dag wordt aanbevolen, hetzij bij de maaltijd of als aanvulling op andere infusies.

• **Wereke:** het bruikbare deel is de wortel van deze plant. Het effect is om de bloedsuikerspiegel te verlagen.

• **Wild Gymnema:** het gymneminezuur dat het samenstelt, stimuleert de productie van insuline door de alvleesklier.

• **Druivenhuid:** de aanwezige procyanidine zorgt ervoor dat het lichaam glucose correct metaboliseert. Afgezien daarvan stimuleert het de alvleesklier.

Hoofdstuk 11

Producten voor goedgekeurde diabetici

De supermarktgondels hoeven geen verboden plek te zijn voor mensen met diabetes. De verenigingen en federaties voor diabetici in verschillende landen hebben de consumptie van bepaalde producten onderschreven. Hieronder vindt u een compilatie van hen:

Splenda: is een zoetstof waarmee je koolhydraten uit suiker kunt verminderen, omdat het is gemaakt met sucralose. Het komt in verschillende presentaties, die zijn aangepast aan het gebruik dat je ze wilt geven: die kunnen variëren van het zoeten van een drankje tot het bereiden van een dessert. Er is een 100% natuurlijke optie genaamd Splenda Naturals Stevia.

Oliehoudende olie: het is 100% natuurlijk en gemaakt van saffloerzaden. Het is ideaal als aanvulling op maaltijden zonder gezondheidsrisico's.

D'Gari Jellies: de versie voor diabetici is licht. Er is ook een lijn vloeistoffen voor diabetici van hetzelfde merk.

Sweet Life: het zijn zoete lollies van de meest uiteenlopende smaken. Je kunt romige of waterversies vinden. Onder de smaken vallen honing-citroen, watermeloen met chili, kers, mandarijn en mango met ananas op.

Stevia: uw portie bevat slechts 3,7 calorieën. Gebruik steviolglycosiden om te zoeten zonder de bloedglucose te verhogen.

Salmas: ze zijn perfect voor een gezonde snack, omdat ze geroosterde maïstoost zijn zonder vet of cholesterol.

McCormick-jam: het etiket moet zeggen zonder suiker. Het komt in de smaken van aardbei en rood fruit. Het is een uitstekende optie, zowel voor zijn gezondheidsvoordelen als voor zijn smaak en consistentie. Het heeft stukjes fruit om het traditionele formaat te behouden.

Sevillanas: zijn wafels, lolly's en glorie gezoet met isomalt, een polyalcohol die de bloedsuikerspiegel niet beïnvloedt.

Maak je geen zorgen: het zijn suiker- en vetvrije schuimgebakjes. Zoals de naam al zegt: er is niets om je zorgen over te maken. De broodjespresentatie is praktisch en gemakkelijk overal mee naartoe te nemen.

Chocolade Larín: Chocolade heeft meerdere gezondheidsvoordelen wanneer het matig wordt geconsumeerd. Daarom lanceerde Nestlé zijn Larín zonder suiker, zodat mensen met diabetes niet ver van goed en lekker zijn.

Carlos V: opnieuw stelt Nestlé een suikervrije versie van een klassieker voor. Deze chocolade is gezoet met isomalt, een ingrediënt dat afkomstig is van bieten.

Bimbo Bread: de versies voor diabetici zijn nul. We kunnen het natuurlijk of geroosterd vinden en het heeft 0% suiker- of vetaggregaten.

Jelly Prema: we moeten onze toevlucht nemen tot de suikervrije versie en de opties die we zullen vinden zijn twee: voor water en voor melk.

Chanty Wip Chantyly: met de suikervrije versie van deze klassieker geniet je van een onvervangbare aanvulling op desserts zoals slagroom. Het is belangrijk op te merken dat het geen suiker heeft, wat niet betekent dat het geen vet of cholesterol bevat. Daarom moet het verbruik gematigd en gespreid zijn. Het voordeel is dat het de oorspronkelijke smaak van het product behoudt.

Vitalínea de Danone: het is een lijn van Griekse yoghurt. We moeten uitkijken naar de suikervrije versie, die solide en drinkbare yoghurt biedt.

Naast het volgen van een behandeling bij onze huisarts, hebben we de mogelijkheid om gebruik te maken van alternatieve therapieën voor de preventie en bestrijding van diabetes. Door diabetes aan te vallen, beheersen en voorkomen deze therapieën ook de gevolgen en ziekten die verband houden met diabetes.

Alternatieve therapieën

Behandeling op basis van medicinale planten: Zoals we in vorige hoofdstukken hebben gezien, kan de consumptie van bepaalde kruiden, wortels en specerijen een grote hulp zijn bij de bestrijding van diabetes. Dit is een eenvoudige en zelfgemaakte manier om met deze ziekte om te gaan, omdat het praktisch geen contra-indicaties of contrasten heeft met traditionele medicamenteuze behandelingen.

Homeopathie: homeopathische geneesmiddelen zijn gebaseerd op het principe van gelijkenis en werken door de symptomen van een bepaalde ziekte bij mensen te genezen. Deze alternatieve therapie maakt gebruik van stoffen die oplossen in water of alcohol. De bijzonderheid van de methode is dat het beweert symptomen bij gezonde mensen te kunnen veroorzaken, dus beweert het in staat te zijn deze te elimineren bij degenen die echt aan de ziekte lijden.

Ozontherapie: naast het voordeel bij het beheersen van diabetes, heeft het gebruik van ozon meerdere voordelen voor het cellulaire systeem, omdat het zijn functie verbetert. Het bestaat uit het aanbrengen van ozon op de patiënt via oliën, crèmes, kap

Acupunctuur: helpt de symptomen van diabetes te verlichten en de metabole functie te verbeteren, zodat de ziekte niet vordert en zelfs achteruitgaat. Acupunctuur maakt deel uit van de traditionele geneeskunde van China en Japan. Het bestaat uit het introduceren van kleine en zeer dunne naalden op subcutaan niveau in strategische delen van het lichaam die de genezing van bepaalde ziekten activeren.

Flores de Bach: esta terapia se basa en buscar las causas emocionales y psicológicas de las enfermedades. Afirma que quienes padecen diabetes sufren de una profunda amargura y que viven con el pensamiento de lo que podría haber sido, pero que la vida les arrebató. Por lo tanto, ofrece curas que regulan las emociones de la persona para que estas dejen de incidir de forma negativa en el páncreas. Las preparaciones que recomienda para la diabetes son: Cherry Plum, Holly, Crab Apple, Mustard, Honey suckle y Star of Bethlehem.

Zelfhulpgroepen voor mensen met diabetes

Het is gebruikelijk dat een persoon met een ziekte zich eenzaam voelt in de wereld. Daarom zijn zelfhulpgroepen zo belangrijk om de nodige emotionele steun te krijgen. Het simpele feit om mensen te ontmoeten die hetzelfde lijden als iemand, en met hen te kunnen praten, is een therapie op zich.

Zelfhulpgroepen kunnen face-to-face zijn en dankzij technologie kunnen we ze ook virtueel vinden.

Elk land heeft zijn steungroepen. Het belangrijkste is om het juiste moment te bepalen om contact met u op te nemen en te gaan deelnemen. Natuurlijk is elke patiënt een wereld en het is het beste om deze beslissing te nemen, ondersteund door zijn familie en vriendengroep. Algemeen wordt echter aanbevolen om te wachten op een periode tussen de diagnose van de ziekte en wanneer u naar een hulpgroep gaat. De eerste stap is om te assimileren dat we met de ziekte moeten gaan leven. Zodra die informatie in ons geheugen is ingeburgerd, is het tijd om contact te maken met een steungroep waardoor we ons begeleid voelen in deze nieuwe fase van ons leven, waarvoor substantiële veranderingen in de gewoonten van het leven vereist zijn waaraan we gewend waren.

De beste websites die de patiënt met diabetes ondersteunen, zowel met advies als met actuele artikelen, zijn:

- Federatie van Spaanse diabetici (FEDE)
- Diabeteskanaal
- Centrum voor de innovatie van kinderdiabetes (CIDI)
- Gezinnen met diabetes
- Mensen met diabetes

Therapeutische educatie bij diabetes

Bekend om zijn acroniem ETD, maakt therapeutische diabeteseducatie deel uit van de patiëntenzorg. Het is de bedoeling om de persoon bewust te maken van het belang om voor zichzelf te zorgen. Daarom betrekt het ook het gezin in de dynamiek van praktijken die gericht zijn op zelfbeheersing om verandering in gewoonten en gedrag te bereiken. Het idee is om de patiënt en zijn gezinsattitudes die de levensstijl vormgeven bij te brengen, zodat hij vriendelijk is voor de ziekte.

Onderwerp II: Zwaarlijvigheid

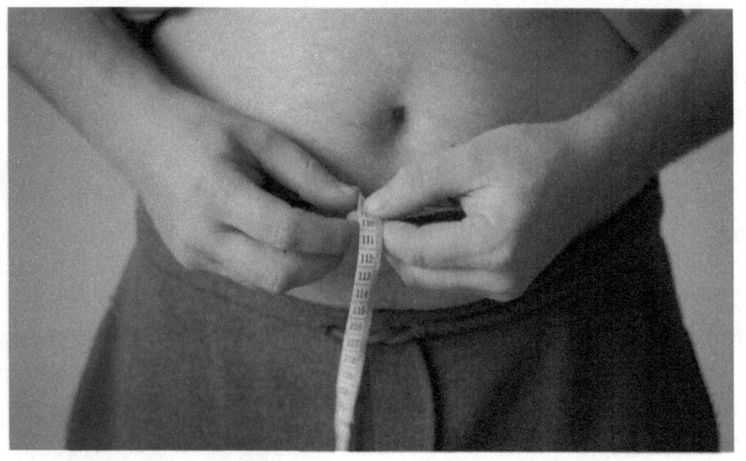

Obesitas is een chronische ziekte die in de meeste gevallen kan worden voorkomen en geëlimineerd. Het is de opeenhoping van vetweefsels die zijn aanwezigheid markeert. Hoewel vetweefsel een fundamentele rol speelt in de gezondheid, omdat dit is waar energie wordt opgeslagen, wanneer het overmatig groeit, het niet alleen onze esthetiek beschadigt, maar ook onze gezondheid in gevaar brengt, omdat obesitas de vijfde bezet plaats tussen ziekten die wereldwijd het risico op overlijden inhouden. Obesitas kan worden geclassificeerd volgens de body mass index.

Soorten obesitas volgens BMI

De body mass index (BMI) is een indicator die het type zwaarlijvigheid bepaalt. We verkrijgen de BMI door het quotiënt te vinden tussen het gewicht van de persoon en zijn lengte in het kwadraat.

Als we bijvoorbeeld rekening houden met een persoon die 1,75 meter meet en 80 kilo weegt, moeten we het volgende doen:

$$80 \text{ kg} \div (1.70) 2 \text{ m} = 28 \text{ BMI kg} / \text{m}$$

Volgens de BMI zijn de soorten obesitas de volgende:

BMI

- Normaal gewicht: 18,5 - 24,9
- Overgewicht: 25 - 29
- Graad 1: 30 - 34
- Graad 2: 35 - 39.9
- Graad 3: 40 - 49,9

• Graad 4: meer dan 50

Het is vanaf graad 1 inclusief dat het als zwaarlijvig wordt beschouwd en hier wordt het probleem gevaarlijk.

Android versus gynecoid zwaarlijvigheid

Een andere manier om zwaarlijvigheid te verdelen is volgens de verdeling van vet of vetweefsel. In dit geval benadrukken we android en gynaecoïde obesitas.

Android-obesitas: aangezien vet zich ophoopt in de buik, borst en gezicht, geeft het de persoon een appeluiterlijk. Dit is het type zwaarlijvigheid dat op diabetes kan wijzen en vaak hart- en vaatziekten kan veroorzaken.

Gynaecoïde obesitas: vet hoopt zich excessief op in de dijen en heupen. Vrouwen ontwikkelen het het meest en leiden meestal tot spataderen of knieartrose.

Obesitas kan te wijten aan een aantal gevolgen die gen vanica tot ziekten. In het algemeen zijn de meest voorkomende problemen van deze ziekte:

Overerving: genen maken vatbaar voor zwaarlijvigheid, maar ze zijn niet bepalend. Als een van de ouders zwaarlijvig is, heeft de persoon een kans van 50% om dat te zijn, terwijl als beide dat zijn, ze toenemen tot 80%. Zoals we zien, is de mogelijkheid en in zeer hoge mate. We hebben echter altijd de mogelijkheid om te weigeren eraan te lijden en al het mogelijke te doen om dit pad te vermijden. In gevallen van genetica is obesitas aanwezig als we een dieet eten dat rijk is aan suikers en verzadigde vetten en als we geen lichamelijke oefening doen. De rol van genen bepaalt de mate van eetlust van de persoon, de hoeveelheid en de grootte van vetcellen, de verdeling van vetweefsel en de mate van calorieverbranding. Dat wil zeggen, het metabolisme wordt bepaald door genetica, maar het metabolisme is niet alles in termen van obesitas. Het geeft alleen aan dat we ons meer moeten inspannen om voor ons gezond te blijven.

Levensgewoonten: eetgewoonten en lichaamsbeweging zijn bepalend voor obesitas. Het vermijden van deze ziekte hangt grotendeels af van het actief blijven en het eten van voedsel dat, in plaats van vetweefsel te genereren, werkt door vetten te absorberen en uit het lichaam te verwijderen.

Medicijnen: binnen de bijwerkingen van medicijnen, zien we dat sommige van hen overgewicht veroorzaken. De oorzaken waarvoor bepaalde medicijnen ons dik maken, zijn omdat sommige de stofwisseling veranderen, anderen de eetlust vergroten, anderen gewoon meer vet in het lichaam laten groeien en anderen vochtretentie produceren. Degenen die ons dik maken zijn antidepressiva, bètablokkers (ze bestrijden hypertensie en hartproblemen), steroïden en antipsychotica.

Endocriene oorzaken: vetweefsel is grotendeels afhankelijk van hormonale secretie, dus bepaalde aandoeningen van het endocriene systeem veroorzaken obesitas. Tot de meest voorkomende behoren hyperinsulinemie (meer adequate bloedinsuline) en verhoogde secretie van leptine (het verzadigingshormoon).

Andere endocriene oorzaken die zwaarlijvigheid veroorzaken en die een aparte vermelding verdienen, zijn:

Insulineresistentie: is het onvermogen van insuline in het bloed om zijn functie te vervullen om de bloedsuikerspiegel binnen bepaalde niveaus te houden.

Polycysteuze eierstokken: tot 60% van de vrouwen die lijden aan polycysteus ovarium syndroom (PCOS) lijden aan obesitas. Dit syndroom voorkomt de afgifte van de rijpe eicel in de eileiders, zodat ze zich ophopen in de eierstokken en eindeloze aandoeningen veroorzaken.

Hypothyreoïdie: treedt op wanneer de schildklier onvoldoende hoeveelheden T4 en T3 afscheidt, hormonen die verantwoordelijk zijn voor verschillende functies in het lichaam, waaronder het metabolisme van voedsel voor een goede vetverbranding.

Cushing: het syndroom van Cushing treedt op wanneer het lichaam gedurende zeer lange periodes teveel cortisol, het stresshormoon, produceert. Het kan gebeuren omdat de persoon lijdt aan emotionele of psychologische stress, evenals aan het nemen van corticosteroïde medicijnen.

Hypogonadisme: is wanneer mannen niet genoeg testosteron produceren. Dit tekort kan plaatsvinden in het foetale stadium, vóór het begin van de puberteit of in het volwassen stadium.

Gigantisme: door de overmatige aanwezigheid van groeihormoon (GH) groeit het lichaam overmatig.

Acromegalie: is wanneer het groeihormoon (GH) in overmatige hoeveelheden wordt uitgescheiden. De meest voorkomende vorm van manifestatie van deze ziekte is de overdreven groei van de handen en voeten. Het verschil met gigantisme is dat in acromegalie lange botten niet langer kunnen groeien vanwege een defect in de weefsels die ze vormen.

In sommige gevallen kan het, vanwege de conformatie van het lichaam, moeilijk te realiseren zijn als we de limiet van overgewicht hebben overschreden en we aan de kant van obesitas staan. Als we de berekening van onze body mass index niet hebben gedaan en we ondervinden ten minste twee van deze symptomen voortdurend, is het een goed moment om dit te doen.

Gewichtstoename: het is het eerste symptoom. Het is de indicator dat obesitas onderweg is. We merken het aan hoe de kleding past en, natuurlijk, door de balans.

Acanthosis nigricans: is de verdikking en verdonkering van de huid in de gebieden van gewrichten of plooien, zoals ellebogen, knieën, nek, knokkels en oksels.

Striae: wanneer er een abrupte rek in de huid is, ontstaan er kleine groeven op de huid die mogelijk lichter of donkerder zijn dan de huidtint. Hun uiterlijk kan pijnlijk zijn voor de persoon, maar ze zijn niet schadelijk of pijnlijk.

Menstruatiestoornissen: amenorroe is de meest voorkomende oorzaak van deze oorzaak, die bestaat uit het langdurig ontbreken van menstruatiecycli.

Kniepijn: door gewicht lijdt het kniegewricht en begint het uiteindelijk te storen en pijn te doen.

Andere symptomen van obesitas

- Overmatig zweten
- Problemen met slapen
- Neiging tot infecties
- Rug- en gewrichtspijn
- Depressie
- Vermoeidheid
- Warmte-intolerantie
- Kortademigheid

Hoofdstuk 4

Bijbehorende voorwaarden

Het menselijk lichaam is een groot onderling verbonden netwerk. Als er iets gebeurt in een deel ervan, worden verschillende anderen getroffen. In het geval van obesitas kan dit de ziekten en gevolgen met zich meebrengen die hieronder worden beschreven:

Hypertensie: de redenen waarom obesitas hoge bloeddruk genereert, zijn dat het natriumretentie in het lichaam verhoogt, wat leidt tot vochtretentie. Aan de andere kant moet het hart harder werken om dezelfde hoeveelheid bloed te pompen.

Prikkelbare darm: het is een spijsverteringsstoornis waarvan de symptomen zonder duidelijke oorzaak worden overgedragen van constipatie naar diarree. Op zijn beurt zwelt de buik op en wordt hij opgezwollen, waardoor aanhoudende pijn ontstaat.

Prikkelbare darm: het is een spijsverteringsstoornis waarvan de symptomen zonder duidelijke oorzaak worden overgedragen van constipatie naar diarree. Op zijn beurt zwelt de buik op en wordt hij opgezwollen, waardoor aanhoudende pijn ontstaat.

Gastro-oesofageale reflux: treedt op omdat de slokdarmsfincter kracht verliest door druk in de buik.

Nierinsufficiëntie: toenemende lichaamsmassa verhoogt het risico op chronische nierziekte. Het organisme voert een intensere filtratie uit om de metabolische vraag te compenseren, dus na verloop van tijd kan dit tot nierziekte leiden.

Nier- en vesiculaire lithiasis: de hoogste body mass index bij mensen leidt tot nierlithiasis. Bijna 60% van de mensen met nier- of blaasstenen is zwaarlijvig

Coronaire hartziekte: gewichtstoename op hogere dan normale niveaus vermindert fibrinolyse, wat het risico op trombose verhoogt, een factor die verband houdt met hartaandoeningen.

Diabetes: obesitas genereert insulineresistentie, een lichamelijke aandoening die tot diabetes leidt omdat het lichaam geen insuline kan gebruiken, waardoor suiker in het bloed blijft zonder te worden geabsorbeerd.

Hoog cholesterol: de aanwezigheid van een hoog percentage slechte cholesterol in het bloed is een risico dat wordt veroorzaakt door een zittende levensstijl. Het is niet de zwaarlijvigheid op zich die het genereert, maar het gebrek aan lichamelijke oefening vanwege de inspanning die het kost wanneer je aan zwaarlijvigheid lijdt.

Obesitas verhoogt op zijn beurt de kans op kanker met 50% en kan ook psychische aandoeningen veroorzaken, zoals depressie en angst.

Leversteatose: leversteatose of leververvetting is een ziekte waarbij de lever vet ophoopt. Een van de belangrijkste oorzaken is overmatige alcoholinname. Het is echter mogelijk dat het ook voorkomt vanwege een slecht dieet dat ook leidt tot obesitas. Het wordt voorkomen en gecontroleerd door het eten van voedsel met omega-3-vetzuren, zoals blauwe vis. Het is noodzakelijk om het cholesterolgehalte onder controle te houden, aerobe oefeningen te doen en zeer voorzichtig te zijn met diëten, omdat het verlies van meer dan 4 kilo per maand deze aandoening kan verergeren.

Metabool syndroom: het wordt veroorzaakt door de ophoping van bloedsuiker, wat gewichtsverlies voorkomt. Het wordt gekenmerkt door de ophoping van vetweefsel rond de taille. Het wordt voorkomen en gecontroleerd door een dieet op basis van fruit en groenten, magere eiwitten en volle granen. Idealiter verwijdert u het toegevoegde zout in maaltijden en is het essentieel om geen verzadigde vetten te consumeren. Aërobe oefening moet dagelijks zijn en minimaal dertig minuten per dag. Je moet niet roken.

Hyperurikemie: is het teveel aan urinezuur in het bloed. Het wordt voorkomen en gecontroleerd door de consumptie van rood vlees en lever, biergist, chocolade en ingeblikt voedsel te verminderen. Het is essentieel om minimaal twee liter water in het bloed te drinken, omdat de purines die verantwoordelijk zijn voor urinezuur worden geëlimineerd in de urine.

Acrocordones: het zijn kleine tumoren die zich vormen op plaatsen waar de huid plooien heeft en wrijving optreedt. Ze worden vaak verward met wratten. De preventie van dit probleem bestaat juist in het verliezen van gewicht, omdat dit is hoe de huid minder zal wrijven. Ze kunnen worden verzacht en verdwijnen zelfs met appelazijn, ricinusolie of ananassap. We hoeven slechts één van deze drie componenten te kiezen en deze drie keer per dag toe te passen totdat deze verdwijnt of minimaliseert.

Artrose: wanneer het gewrichtskraakbeen dat de gewrichten tussen de botten verliest, verloren gaat, beginnen ze tegen elkaar te wrijven en verslijten, wat pijn, vervorming in de gewrichten en verlies van bewegingsbereik veroorzaakt. Het handhaven van een voldoende lichaamsgewicht is een van de beste manieren om dit te voorkomen, evenals uzelf informeren over houdingen tijdens het lopen of rusten. Wanneer het pijn doet, zal het toepassen van een warmtebron het ongemak verlichten, terwijl als het ontstoken raakt, het handig is om een ijspak aan te brengen.

Osteoartrosis: al perderse el cartílago articular que protege las uniones entre los huesos, estos empiezan a hacer fricción entre sí y se desgastan, provocando dolores, deformación en las articulaciones y pérdida del rango de movimiento. Mantener un peso corporal adecuado es una de las mejores formas de prevenirla, así como también educarse con respecto a las posturas al caminar o en reposo. Cuando duele, aplicar una fuente de calor aliviará la molestia, mientras que si se inflama, conviene aplicar una bolsa de hielo.

Hoofdstuk 6

Behandelingen

Conventionele behandeling voor obesitas is gebaseerd op drie initiële stappen, namelijk veranderingen in de voeding om de calorie-inname, aerobe en anaërobe lichaamsbeweging op regelmatige basis te verminderen om het energieverbruik te verhogen, en gedragsveranderingen om ongepast eetgedrag te beheersen, zoals dwangmatig.

Medicijnen en operaties maken op de achtergrond deel uit van de behandeling tegen obesitas. Ze moeten altijd worden voorgeschreven door een gespecialiseerde arts die de indicaties en contra-indicaties van het medicijn beoordeelt op basis van de patiënt en de gepresenteerde comorbiditeiten.

Drugs

Medicijnen voor de behandeling van obesitas zijn geïndiceerd bij elke persoon met een BMI hoger dan 30 kg / m2, dat wil zeggen met type I obesitas of overgewicht (BMI> 27 kg / m2) die comorbiditeiten hebben geassocieerd met obesitas (diabetes , hypertensie, dyslipidemieën, bijvoorbeeld) en die niet hebben gereageerd op de eerste maatregelen van voeding, oefeningen en gedragsveranderingen die ze precies hebben ontmoet. Het werkingsmechanisme waarmee deze medicijnen werken, kan van twee soorten zijn:

(1) Ze remmen de eetlust, dat wil zeggen, het zijn anorexigene medicijnen; of

(2) Ze verminderen de absorptie van koolhydraten en vetten door de remming van de enzymatische eiwitten van de darm die helpen voedsel in het lichaam op te nemen (pancreaslipasen).

Wanneer ze de maatregelen van dieet en lichaamsbeweging beginnen aan te nemen om gewicht te verminderen, weerstaat het interne metabolisme van het lichaam een dergelijke verandering, door een reeks fysiologische aanpassingen te maken die trachten de gewichtsvermindering te beteugelen, bijvoorbeeld verhoogde eetlust. Dat is de reden waarom het verloren gewicht vaak herstelt. Op dit moment werken de medicijnen, verminderen ze de werking van deze fysiologische mechanismen van ons lichaam die bestand zijn tegen gewichtsverlies, zodat dieet en lichaamsbeweging effectief zijn en de veranderingen op de lange termijn worden gehandhaafd.

Er wordt gezegd dat medicamenteuze therapie effectief is geweest als in een periode van 12 weken na gebruik in combinatie met dieet en lichaamsbeweging 5% van het lichaamsgewicht is verloren. Als dit doel niet is bereikt, moet de therapietrouw worden beoordeeld, omdat het mogelijk is dat een bepaald stadium niet exact wordt bereikt.

Een vraag die altijd wordt gesteld is: is het nodig om medicijnen te nemen? Het antwoord hangt sterk af van de klinische situatie van de persoon. De medicijnen hebben geen direct effect op gewichtsverlies, alles wat ze doen is helpen om de metabole veranderingen die worden gegenereerd door voeding en lichaamsbeweging te behouden, dat wil zeggen dat zonder deze veranderingen in levensstijl de medicijnen niet Ze vervullen geen functie, dus voeding en lichaamsbeweging zijn de pijlers van de behandeling van obesitas. Sommige medicijnen voor de behandeling van obesitas zijn:

Derivaten van amfetaminen (Phentermine, Diethylpropion): ze hebben een werking op het centrale zenuwstelsel om de eetlust te verminderen. Ze worden aanbevolen voor korte periodes, meestal 12 weken.

Orlistat: dit is een van de meest gebruikte. Het blokkeert de werking van gastro-pancreaslipase om de opname van vetten in de darm te voorkomen. Het kan voor langere periodes worden gebruikt, tot 1 jaar.

Topiramaat: is een medicijn voor de behandeling van epilepsie dat ook op centraal niveau remt van de eetlust. Het kan lang worden gebruikt.

Bupropion: het is een geneesmiddel met een antidepressivum dat ook wordt gebruikt om tabaksverslaving te behandelen en de eetlust vermindert. Het kan lang worden gebruikt.

De keuze van het medicijn wordt gemaakt door de specialist, rekening houdend met de patiënt en de bijbehorende ziekten. De belangrijkste bijwerkingen van deze medicijnen zijn misselijkheid, diarree, constipatie, droge mond, hartkloppingen en hoge bloeddruk, en kunnen niet worden aangegeven bij kinderen of zwangere vrouwen.

Operaties

Er zijn operaties ontworpen om overtollig vetweefsel te verwijderen en de eetlust te wijzigen, zodat we minder voedsel eten.

Bariatrisch: de meest voorkomende is de maagbaipás. Het bestaat uit een combinatie van restrictieve chirurgie, gericht op het verminderen van de grootte van de maag door een elastische band, en van malabsortieve chirurgie, waarvan het doel is om voedsel sneller de dunne darm te laten bereiken zodat het sneller wordt opgenomen, dus Het versnelt de stofwisseling. Deze operatie elimineert niet alleen zwaarlijvigheid, maar ook de risico's van het ontwikkelen van daarvan afgeleide ziekten.

Bariatrische chirurgie wordt uitgevoerd wanneer geen dieet, lichaamsbeweging en medicamenteuze behandeling heeft gewerkt, dus er is levensgevaar door complicaties die verband houden met obesitas.

Mogelijke bijwerkingen van bariatrische chirurgie zijn braken, galstenen, diarree, toegenomen gas, overmatig zweten, voedingstekorten en duizeligheid.

Esthetiek: de meest voorkomende zijn buikplooi (in de buik), mammoplastie (in de borsten), in de armen en dijen. Deze operaties worden niet aanbevolen om obesitas te behandelen, omdat zonder de juiste veranderingen in levensstijl, overgewicht wordt hersteld. De manier om het effectiever te maken, is om af te vallen en tegelijkertijd te sporten, omdat dit voorkomt dat verslapping praktisch onomkeerbaar is. Wat deze operaties doen is overtollige huid verwijderen als gevolg van uitrekken veroorzaakt door obesitas.

Liposculptuur: het is een procedure waarmee overtollig vet in gelokaliseerde gebieden kan worden verwijderd. Het wordt aanbevolen om het te doen nadat het een ideaal gewicht heeft bereikt, omdat het daar is waar het meest terughoudende vetweefsel om te vertrekken wordt gewaardeerd. Het te behandelen gebied is verdoofd en een canule wordt ingebracht om tumescente vloeistof te injecteren, die het vet afgeeft. Met behulp van een andere canule wordt dat vet opgezogen. De belangrijkste zijn de verwachtingen waarmee we tot de operatie komen, omdat ze niet het perfecte lichaam beloven, maar de verbetering van het silhouet. De bijwerkingen zijn voornamelijk van voorbijgaande aard, omdat ze te maken hebben met zwelling, pijn, verkleuring en kneuzingen van de huid. Aangezien deze ingreep de huid niet volledig rekt, is het gecontra-indiceerd voor patiënten met een duidelijke overgewicht of een zeer verouderende huid.

Mogelijkheid van mobiliteit en complicaties Een van de oplossingen voor overgewicht is lichaamsbeweging. Mobiliteitsmogelijkheden vormen echter een probleem wanneer deze ziekte wordt opgelopen. Daarom moeten we in gedachten houden dat de bewegingsbereiken en de oefeningen niet hetzelfde zijn voor mensen met een normaal gewicht. Het doel om altijd in gedachten te houden is om de body mass index te verlagen om gewicht te verliezen. De oefeningen moeten echter worden ontworpen voor mensen met beperkte mobiliteit. De rug is een zwak punt voor zwaarlijvige mensen, dus het zal nodig zijn om de spierspanning in het gebied te verbeteren en het werken van het buikgedeelte, inclusief de obliques, tegen te gaan. Hoewel aërobe oefening essentieel is, moet het worden aangevuld met weerstands-, elasticiteits- en flexibiliteitsroutines.

Complicaties en ziekten

Complicaties geassocieerd met inspanning tijdens obesitas zijn gerelateerd aan spier-, gewrichts- en cardiovasculaire systeemletsels.

We moeten ons hart niet ten volle dwingen, want dit kan gevaarlijk zijn. Daarom moeten we op een gematigde en constante manier oefenen. Wanneer we gewicht toevoegen aan onze weerstandsroutines, moeten we het heel geleidelijk en gematigd doen. Ten slotte zijn opwarmen en strekken essentieel om verwondingen te voorkomen.

Aerobe routines

Elk van deze aerobe oefeningen moet elke dag worden gedaan gedurende een periode van minimaal vijfentwintig minuten zonder onderbreking.

Loopband

Maart simuleert een wandeling op de vloer, maar je knieën zoveel mogelijk omhoog

Breng de knie omhoog naar de tegenovergestelde elleboog. Ze worden tien keer herhaald voor elke zijde en er worden twintig alternatieven gemaakt.

Gematigde aerobe klasse met choreografie

Strek het armenkruis uit en breng de rechterknie naar de rechter elleboog en de linker naar links.

Weerstandsroutines

Ze worden uitgevoerd na een binnenkomst in gewrichts- en cardiovasculaire hitte van minimaal vijf minuten

Squats met schouderrotatie: het gaat erom de voeten iets meer uit elkaar te plaatsen dan de breedte van de schouders en achteruit te gaan alsof we wilden gaan zitten. Wanneer we terugkeren, brengen we de gebogen armen op borsthoogte en draaien de romp naar de zijkant. In de volgende squat draaien we het naar de andere. We herhalen dertig keer.

Roeien: met de voeten iets uit elkaar, brengen we de romp op 45 ° ten opzichte van de vloer, we strekken de armen naar voren, elk met een halter van 3 kilo, we plaatsen de handpalmen omhoog en brengen de ellebogen terug en brengen de uitgestrekte armen terug naar voren. We doen drie sets van twintig herhalingen.

Zijdelings ijzer: we liggen tegen een stevige tafel die de onderarm ondersteunt en het lichaam in een rechte lijn houdt, maar naar de tafel leunt.

Elasticiteitsroutines
Na weerstandsoefeningen is het tijd om elasticiteit te oefenen.

Borstvergroting: ga op uw buik liggen, plaats uw handen op schouderhoogte, strek uw armen en breng uw lichaam terug. Het hoofd moet recht zijn, niet achteruit. Houd het twintig seconden vast, ga terug naar de vloer en herhaal het nog twee keer.

Beenelasticiteit: Ga op uw rug liggen, breng een knie naar uw borst en strek uw been omhoog. Laat het op 90° vanaf de vloer en met de knie goed gestrekt. Herhaal dit met het andere been. Je moet 20 seconden na elke oefening doen en drie keer met elk been herhalen.

Flexibiliteitsroutines

Aan het einde van weerstandsoefeningen doen we flexibiliteit.

We scheiden de voeten een beetje en doen een stap vooruit met een van hen. We heffen de arm van het achterste been en draaien de romp naar de zijkant van het voorste been. We wachten twintig seconden, maken ongedaan en gaan naar de andere kant.

We scheiden de voeten iets meer dan de breedte van de schouders en kantelen de romp naar de zijkant. We helpen elkaar door de arm naar de kant te leunen waarop we leunen en de andere naar voren. Een variant is om dit op de vloer te doen en met je benen uit elkaar.

Hoofdstuk 8

Dieetmaatregelen

Caloriearm dieet

Een hypocalorisch dieet bestaat uit het verminderen van de hoeveelheden calorieën die we consumeren. Hoewel het in eerste instantie de meest logische en wiskundige oplossing voor obesitas lijkt: minder calorieën = lagere body mass index, de factoren die een rol spelen, maken het een vijandig potentieel van obesitas.

Door minder calorieën te consumeren, voelen we ons kouder en lijdt de bloedsomloop. Aan de andere kant besteedt de spijsvertering minder calorieën, dus we nemen meer het voedsel op dat we eten.

Ten slotte wordt lichamelijke activiteit instinctief verminderd. Bij afwezigheid van energiereserves geven de hersenen de opdracht om de beweging te staken, zodat het lichaam zijn paar reserves niet verliest.

Alsof dit niet genoeg was, zodat een hypocalorisch dieet het lichaam niet schaadt, is het noodzakelijk om het aan te vullen met de toename van eiwitten en lipiden, die laatste schadelijker zijn dan de calorieën zelf.

De oplossing is nog steeds op een uitgebalanceerd dieet en in dagelijkse oefening.

Rage diëten

Fad-diëten zijn bedoeld om gedurende een korte periode te worden gevolgd: tussen een week en een maand. Het doel is om drastisch af te vallen. Vanwege het gebrek aan voedingsstoffen die ze presenteren, worden ze op de lange termijn echter niet levensvatbaar. Daarom is het onmogelijk om het rebound-effect na hen niet te genereren.

Ze zijn gebaseerd op een of enkele ingrediënten waarvan de afslankeigenschappen recent zijn ontdekt. Het enige geval waarin we ze aanbevelen is wanneer we al een vast dieet hebben dat we erna zullen volgen en zolang het dieet begint met lichaamsbeweging en dit voor onbepaalde tijd doorgaat na het dieet.

Het is niet verwonderlijk dat deze diëten ervoor zorgen dat je 15 kilo per maand verliest, waarvan je nog meer kunt herstellen, bijvoorbeeld 17 kilo, door terug te keren naar je routine. Een andere factor is dat ze een sterk slecht humeur en prikkelbaarheid produceren voor alles waar we geen eten van hebben, zoals chocolade.

Diëten volgens glycemische index

De diëten volgens de glycemische index zijn die waarop we het dieet baseren op voedsel volgens de invloed ervan op de bloedsuikerspiegel. Voedingsmiddelen met koolhydraten krijgen een nummer toegewezen, dat afhangt van hoeveel u de bloedsuikerspiegel kunt verhogen.

Kortom, het is een dieet dat koolhydraten en calorieën telt om te voorkomen dat de ideale limiet wordt overschreden en zo de bloedsuikerspiegel onder controle houdt.

Het doel dat u met deze telling kunt bereiken, is om een gezond diet te hebben, gewicht te verliezen en diabetes te voorkomen.

De glycemische index is verdeeld in drie categorieën:

Lage glycemische index: 1 tot 55
Gemiddelde glycemische index: 56 tot 69
Hoge glycemische index: 70 en hoger

Wat voedsel betreft, deze zijn onderverdeeld in:

Lage glycemische belasting: 1 tot 10
Gemiddelde glycemische belasting: 11 tot 19
Hoge glycemische belasting: vanaf 20

Voedsel met lage glycemische lading: groene bladgroenten, rauwe wortelen, rode bonen, kikkererwten en linzen.
Middellange glycemische lading voedingsmiddelen: bananen, ananas, rozijnen en rozijnen, haver, maïs en roggebrood.
Voedingsmiddelen met een hoge glycemische lading: aardappelen en witbrood.

Aanbevolen voedingsmiddelen

- Granen
- Bruine rijst
- Aardappelen
- Hele voedingsmiddelen (niet verfijnd)
- Fruit
- Groenten en fruit

- Water
- Lean Bouillon
- Infusies
- Natuurlijke sappen
- Peulvruchten
- Olijfolie en altolische olie

Meest aanbevolen voorbereidingen

- Gebakken
- Gestoomd
- Gekookt
- Gezoet met natuurlijke zoetstoffen
- Gebakken met altolische olie
- Lean
- Gegrild

In het algemeen worden alle bereidingen die niet gefrituurd of gefrituurd zijn of waarvan de ingrediënten niet eerder ontvet zijn, aanbevolen indien nodig vanwege hun samenstelling.

Menu voorbeelden
Ontbijt
• 1 eenheid fruit
• 1 kopje ontbijtgranen
• 100 gram magere kaas

Lunch
• 1 portie bruine rijst met groenten
• 1 kopje magere bouillon

Picknick

• 2 geroosterd meergranenbrood met suikervrije jam
• 1 kopje koffie met melk zonder suiker

Diner

• 3 gebakken broccoli beignets
• 1 portie rauwe wortel- en bietensalade gekruid met olijfolie en azijn
• 1 eenheid fruit
•1 eenheid fruit of een zuivelproduct zonder suiker als dessert toegevoegd

Voor snacks, fruit, rijstcrackers, magere kaas en suikervrije ontbijtrepen worden aanbevolen. Een eenheid van één of twee in het geval van rijstcrackers. In het geval van kaas, 100 gram.

Aantrekkelijke en gezonde culinaire recepten

Verse tonijn met champignons en paprika
• 2 verse tonijnfilets
• 1 kleine ui
• ¼ peper van elke kleur
• 10 champignons
• Altoleic olie

Fruit de in julienne gesneden groenten en de champignons in de olie. Als je klaar bent, voeg je de tonijnsteaks toe en kook je aan beide kanten tot ze klaar zijn. Je kunt kruiden met kruiden naar wens.

Napolitaanse linzenburgers

• 2 kopjes gekookte linzen
• 1/1 kopje roggemeel
• 2 magere kaasfeta's
• 2 plakjes gepelde tomaat

Pureer de linzen goed uitgelekt en breng ze op smaak. Voeg de roggemeel toe, verenig tot je een homogene pasta hebt. Zet twee uur in de koelkast. Haal het eruit en vorm twee hamburgers. Leg ze op het anti-aanbakijzer zonder olie. Voeg op het einde een kaasfeta toe aan elke en de tomatenplak.

Hoe bounces te voorkomen

Het herstel lijkt het gedwongen effect van een ongepast dieet te zijn. Daarom is het vermijden van deelname aan een rage-dieet of degenen die beloven en naleven, meer dan 10 kilo per week verliezen.

Wat gedaan moet worden, is de leefgewoonten veranderen: eet gezond, elimineer suiker, oefen elke dag uit (idealiter twee uur, hoewel dertig minuten voldoende is) en drink minimaal twee liter water per dag. Door deze gewoonten kunnen we geleidelijk aan afvallen en erin blijven.

Hoofdstuk 9

Vitaminen en mineralen

Vitaminen en mineralen die niet mogen ontbreken in een dieet tegen obesitas

Een deel van de persoon die verantwoordelijk is voor obesitas is ons metabolisme. Het is niet alleen wat we eten, maar wat ons lichaam doet met wat het binnenkomt. Een langzaam metabolisme betekent dat de kleinste voedselinname wordt geassimileerd en opgeslagen als energiereserve.

Dit vermijden is in onze handen, want er is een lijst met vitamines en mineralen die bijdragen aan de goede werking van het metabolisme, dus het zal het op het juiste ritme versnellen om overgewicht uit ons leven te houden.

Vitaminen
- Vitamine A
- Vitamine C
- Vitamine D
- Vitamine E

Mineralen
- Calcium
- Magnesium

Voedingsmiddelen rijk aan vitamine A

- Melk
- Boter
- Cheddarkaas

* Broccoli
* Zoete aardappel
* Wortel
* Kool
* Spinazie
* Mango
* Damascus
* Meloen
* Kip
* Turkije
* Kalfsvlees
* Vis

Voedingsmiddelen rijk aan vitamine C

* Sinaasappelen
* Mandarijnen
* Grapefruit
* Citroenen
* Druiven
* Kiwi
* Peterselie
* Rode pepers
* Broccoli
* Aardbeien
* Persimmon
* Basilicum
* Papaya

Voedingsmiddelen rijk aan vitamine D

Het is belangrijk dat we er rekening mee houden dat 30% van de vitamine D die het lichaam nodig heeft uit voedsel komt, terwijl de resterende 70% afhankelijk is van blootstelling aan de zon. Met het eenmaal per week blootstellen van een deel van een been of arm op onveilige tijden, is het voldoende om het te verkrijgen.

•Sardines
• Tonijn
• Zalm
• Visolie
• Melk
• Kaas
• Yoghurt
• Melkroom
• Boter
• Tarwekiemen
• Champignons
• Avocado

Voedingsmiddelen rijk aan vitamine E

• Peulvruchten
• Eierdooier
• Olijfolie
• zonnebloemolie
• Volle granen
• Avocado
• Papaya • Melk
• Boter
• Noten
• Chia-zaden
• zonnebloempitten
• Groene bladgroenten
• Blauwe vis Calciumrijk voedsel
• Kaas
• Yoghurt
• Melk
• Boter
• Asperges
• Spinazie
• Broccoli

* Snijbiet
* Kool
* Berza
* Sardines
* Zalm
* Zeevruchten Magnesiumrijk voedsel
* Groene bladgroenten
* Noten
* Kersen
* Bananen
* Peulvruchten
* Cacao
* Volle granen
* Vis

Hoofdstuk 10

Geneeskrachtige planten

Gunstige geneeskrachtige planten

De planten die zijn aangewezen om zwaarlijvigheid te bestrijden, zijn planten die bestaande vetten verbranden, een hoger calorieverbruik bevorderen, voorkomen dat glucose vet wordt en het hongergevoel wegnemen.

Vetverbranders

* groene thee
* Yerba mate
* Guarana
* Groene koffie
* Venkel
* Paardebloem
* Witlof
* Zwarte radijs

Eetlustreductoren

* California Poppy
* Valeriaan
* Plantago
* Glucomannan
* Spirulina

Verminder voedselopname

* Garciniacambogia

* Paardenstaart
* Brandnetel

Verhoog de calorie-inname

* Berk
* Distel

Verminder insulineresistentie

* Kaneel
* Wild Gymnema
* Glucomannan
* Ginseng

Hoofdstuk 11

Natuurlijke supplementen

Bedrijven zoals Life hebben hun leven gewijd aan onderzoek naar gezondheidsproblemen. Om dit te weerspiegelen, creëerden ze een reeks natuurlijke supplementen die zijn ontworpen om bepaalde schadelijke effecten die het lichaam ontvangt tegen te gaan. Ze hebben allemaal een aantal ingrediënten gemeen als het gaat om het elimineren van obesitas. Het is erg belangrijk dat u ze kent, zodat u kunt beslissen of u het supplement wilt gebruiken of rechtstreeks naar de actieve componenten ervan wilt gaan.

Cafeïne

Door het cardiale effect te vergroten, versnelt het het metabolisme van zijn basissen. Het heeft een sterk oxidatief effect op vetten. Aan de andere kant neemt de weerstand toe, iets wat zeer gunstig is voor mensen in een progressief oefenprogramma.

Wei-eiwit

De actie is om spiermassa te vergroten, wat op zichzelf het verlies van vet genereert, omdat de spier zich eraan voedt. Door het te consumeren, zullen we waarschijnlijk aankomen, maar we veranderen vet voor spieren, wat gezond is.

Vitamine D

Het helpt bij de opname van calcium uit voedsel en verbrandt daarom overtollig vet in het lichaam.

Chitosan

Het heeft de kracht om de vetten die ons lichaam binnenkomen via voedsel te absorberen en te zuiveren. Daarom vermindert het de lichaamsmassa en vermindert het zwelling van de buik.

Hydroxycitroenzuur

Het is aanwezig in de garciniacambogia-plant en het effect ervan is om het opgehoopte vet in de buik, in de lever en onder de huid te absorberen.

Formaten van supplementen voor gewichtsverlies

Diuretica: activeer de nierfunctie en elimineer vochtretentie. Het lichaam verliest volume dankzij de zuivering van de daar opgeslagen vloeistoffen.

Maaltijdvervangers: ze hebben de nodige voedingsstoffen om een van de vier maaltijden van de dag te vervangen. Omdat ze zijn ontworpen om lichte maaltijden te vervangen, worden ze aanbevolen voor consumptie als snack of diner.

Verzadigend: ze worden gevormd door oplosbare en onoplosbare vezels. Deze component verdubbelt zijn grootte door het aanwezige water in de maag te absorberen en geeft het gevoel veel meer te hebben gegeten dan we eigenlijk hebben geconsumeerd.

Laxeermiddelen: je moet heel voorzichtig zijn met dit soort alternatieven om af te vallen. Het laxeermiddel heeft als enige functie verspilling te helpen elimineren, wat niet betekent dat het verdunt, maar leegloopt. Als het vaak wordt ingenomen, zelfs als het niet nodig is, wordt bereikt dat het de darm niet toelaat voedingsstoffen op te nemen, waardoor het lichaam ziek wordt.

Laxeermiddelen mogen niet worden gebruikt voor gewichtsverlies.

Vetverbranders: zijn functie is om het vetmetabolisme te stimuleren, wat betekent dat het lichaam opdracht krijgt om de afzettingen van dit component sneller te gebruiken. Soms gebeurt het dat het lichaam niet reageert en deze reserves niet gebruikt. Daarom zijn branders in deze gevallen zeer effectief.

Hoofdstuk 12

Alternatieve therapieën

Er zijn honderd procent natuurlijke alternatieven om obesitas te bestrijden. Dit zijn therapieën die niets te maken hebben met de consumptie van voedingsstoffen die het effect van andere voedingsstoffen tegengaan. De bekendste therapieën in dit verband zijn:

Gedragstherapieën

Het gaat over het opwekken van een staat van rust door de controle van ademhaling, spierspanning-ontspanning-zwaarte door het bewustzijn van elke spier en autogene training, die gaat over het richten van energie naar elk lichaamsdeel om te bereiken onder andere effecten van kou, warmte, warmte en druk.

Stressbeheersing

Aromatherapie: deze alternatieve therapie heeft veel toepassingen. Onder hen is de stressbeheersing. Door de juiste aroma's te mengen, kan permanente ontspanning worden gegenereerd om harmonie tussen lichaam en geest te bereiken.

Lachtherapie: het is een zeer moderne techniek en is gebaseerd op het getest gelach om spontaan te genereren. Geloof in het besmettelijke effect van lachen en probeer het tot ontploffing te brengen door het veelvuldig lachen van de deelnemers. Het geeft spanningen vrij en leidt tot het genezen van ziekten geassocieerd met bitterheid en stress.

Ademhaling: is om gecontroleerde inspiraties en uitademingen te maken naar lagere niveaus van stress en spanning.

Muziektherapie: met behulp van de voor elk geval aangegeven notities werkt muziek als een geweldige therapeut. Bloeddruk wordt verlaagd, hormonale niveaus worden gereguleerd en hartslag wordt geregeld.

Massages: door middel van de juiste stimulering van de strategische zones wordt de toestand van voldoende ontspanning bereikt.

Ontspanningstherapieën

• **Meditatie:** door gerichte aandachtstechnieken, stilte, juiste lichaamshouding en gecontroleerde ademhaling wordt stress gekanaliseerd om het lichaam te verlaten.

• **Progressieve ontspanning:** het kan op elk moment en op elke plaats worden beoefend. Je moet van boven of onder beginnen en doorgaan in volgorde. Het bestaat uit het belasten van de spieren van een deel van het lichaam om ze onmiddellijk te ontspannen.

• **Biofeedback:** sensoren worden in het lichaam geplaatst die helpen om de verschillende ritmes en lichaamswaarden te zien. Wanneer ze worden bepaald, moet u van gedachten veranderen om ze in ons voordeel te wijzigen.

• **Taichí:** bij het werken aan evenwicht en concentratie door langzame en gecontroleerde bewegingen, wordt de spanning veroorzaakt door stress weggenomen.

• **Yoga:** gedwongen yogahoudingen genereren lichaamscontrole en een zeer positieve metabole verandering. Onder de effecten ervan is het elimineren van stress.

 Het wordt uitgevoerd met de levering van kruiden, homeopathie of Bachbloesems. Als natuurlijke methoden moeten we geduldig zijn en het lichaam de tijd geven om de stimuli van de behandeling te ontvangen en zo angstgevoelens te elimineren.

Depressiecontrole

Een reeks externe en interne factoren worden ingezet zodat depressie verdwijnt. Onder hen is de **consumptie van antidepressiva**, zoals eieren, noten en chocolade; **de oefening van oefening en dans** op een regelmatige basis; **activiteiten doen die we leuk vinden en het sociale leven vergroten.**

Controle van koolhydraatverslaving

Koolhydraten mogen niet uit het dieet worden verwijderd, omdat ze nodig zijn als energiereserve. Wat we moeten doen, is het verbruik als volgt regelen:

•**Verminder suikerhoudende koolhydraten**
• **Voeg meervoudig onverzadigde vetten toe aan het dieet (noten, pindakaas, avocado)**
• **Verwijder zetmeelrijke koolhydraten uit het diner**

Dwangcontrole

De controle van dwangmatig gedrag in voedsel moet de volgende professionals omvatten:

• **Psychologen**
• **Psychiaters**
• **Voedingsdeskundigen**
• **Artsen**

Lichaamsbeeld

Wanneer u lijdt aan een verstoord lichaamsbeeld, zijn de meest effectieve behandelingen om dit te bestrijden:

• **Gedragscognitieve therapieën**

• **Inname van geneesmiddelen die serotonine verhogen**

Hedonistische eetkamer

Het gaat over de persoon die plezier wil hebben door middel van eten. Het zit niet alleen achter het voedsel zelf, maar ook de sensaties die het veroorzaakt. Aan de andere kant, omdat hedonisme wordt geassocieerd met welzijn, is het een persoon die voor gezondheid eet door middel van voedsel. Dus kies degenen die tegelijkertijd rijk en gezond zijn.

Onderwerp III: Schildklier

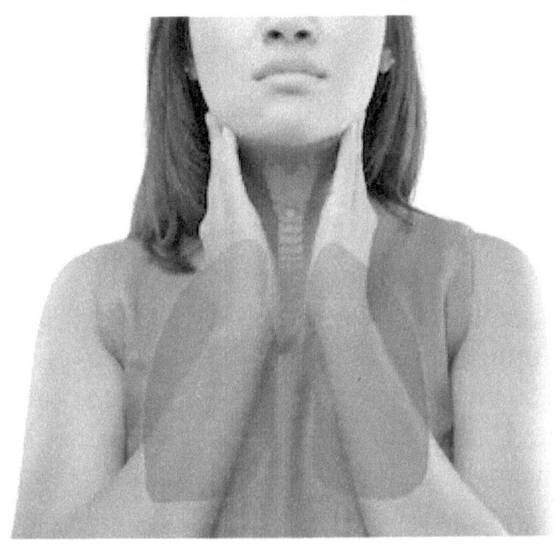

Hoofdstuk 1

Concept

In onze nek bevindt zich een vlindervormige klier genaamd schildklier. Zijn functie is om hormonen te produceren voor de goede werking van systemen en lichaamsorganen die deel uitmaken van de dynamiek van het metabolisme.

Wanneer de schildklier begint te defecten, heeft deze op verschillende manieren invloed op ons lichaam. De symptomen kunnen even onmerkbaar zijn als gevoeliger worden voor kou, maar ook zeer zichtbaar, zoals in het geval van obesitas of extreme dunheid, beide zonder een verklaring met betrekking tot voedsel of lichaamsbeweging.

Om het bestaan van een schildklierfalen te bepalen, moeten bepaalde tests worden uitgevoerd, waaronder altijd bloed om de aanwezigheid van het door de schildklier uitgescheiden T4-hormoon te beoordelen. Als deze echter niet doorslaggevend zijn voor de behandelend arts, kan een biopsie worden gevraagd.

Soorten schildklierproblemen

Soorten schildklierproblemen zijn hypothyreoïdie, hyperthyreoïdie, Hashimoto's thyroiditis en struma.

Hypothyreoïdie: treedt op wanneer de schildklier niet de benodigde hoeveelheid schildklierhormoon produceert, zodat het lichaam het gebrek en de aanwezigheid ervan voelt om de relevante functies van elk systeem uit te voeren. Het komt vaker voor bij vrouwen dan bij mannen en manifesteert zich meestal na zestig jaar.

Hyperthyreoïdie: we zijn in de aanwezigheid van deze pathologie wanneer de schildklier te actief is en daarom een teveel aan schildklierhormoon in het lichaam gooit. Het kan verschijnen als gevolg van een overmatige consumptie van jodium, de aanwezigheid van schildklierknobbeltjes of gewoon vanwege geslacht en leeftijd, omdat vrouwen de meeste kans hebben om dit probleem te ontwikkelen, evenals mensen ouder dan zestig jaar. leeftijd.

Hashimoto's thyroiditis: het staat ook bekend als chronische lymfatische thyroiditis en treedt op wanneer het immuunsysteem de schildklier aanvalt.

Struma: is de vergroting van de schildklier, die zich manifesteert door de zwelling van het nekgebied waarin deze zich bevindt. Omdat de meest voorkomende oorzaak van struma het gebrek aan jodium is, wordt de klier vergroot in een poging om alle mogelijke jodium uit onze voeding op te nemen. Zonder voldoende jodium kan de schildklier niet genoeg schildklierhormoon produceren.

Omdat de meest voorkomende oorzaak van struma het gebrek aan jodium is, wordt de klier vergroot in een poging om alle mogelijke jodium uit onze voeding op te nemen. Zonder voldoende jodium kan de schildklier niet genoeg schildklierhormoon produceren.

Hoofdstuk 2

Meest voorkomende oorzaken

Onder de meest voorkomende oorzaken van het optreden van schildklierproblemen, vinden we het volgende:

Auto-immuunziekten: auto-immuunziekten, zoals reumatoïde artritis, coeliakie, diabetes type 1, de ziekte van Addison, vitiligo, pernicieuze anemie, multiple sclerose of in gevallen van het syndroom van Turner of Down, of bipolaire ziekte, kunnen leiden tot hyper of hypothyreoïdie.

Jodiumtekort: een jodiumarm dieet kan hypothyreoïdie veroorzaken.

Premenopauze: hormonale veranderingen die in dit stadium worden gegenereerd, kunnen schildklierproblemen veroorzaken.

Overerving: er is een grote kans op hypo of hyperthyreoïdie als onze ouders het hebben gehad, vooral als het te wijten was aan de ziekte van Hashimoto of Graves.

Hyperactieve knobbeltjes: het bestaan van knobbeltjes produceert een overproductie van T4.

Thyroiditis: is de ontsteking van de klier, die wordt veroorzaakt door zwangerschap, auto-immuunoorzaken of om redenen die nog niet bekend zijn.

Roken: de thiocyanaten in tabak kunnen struma produceren.

Een manier om problemen met de schildklier te voorkomen, is door te kiezen voor organische reinigingsproducten en cosmetica, omdat veel van deze producten stoffen bevatten die de hormoonproductie negatief beïnvloeden. Stress is een andere oorzaak van schildklierstoringen, dus we moeten het zoveel mogelijk vermijden. Het is duidelijk dat het soms niet mogelijk is om minder te werken, maar we kunnen de manier beheersen waarop de problemen in verband met dit aspect van ons leven ons beïnvloeden.

Afhankelijk van het type schildklieraandoening waaraan u lijdt, heeft u verschillende soorten symptomen.

Hypothyreoïdie

- Vermoeidheid
- Slaperigheid overdag
- Droge huid
- Gewichtstoename
- Frequente vergeetachtigheid
- Vermoeidheid
- Koude gevoeligheid
- Spierzwakte
- Heesheid
- Constipatie
- Langzame hartslag
- Zwelling van het gezicht
- Schildklierzwelling (struma)
- Hoog cholesterolgehalte
- Gewrichtspijn en ontsteking
- Depressie

Hyperthyreoïdie

- Hartkloppingen
- Nervositeit, prikkelbaarheid en angst
- Tremors
- Gewichtsverlies en moeite met herstellen

- Nachtmerries
- Vermoeidheid
- Verhoogde eetlust
- Verhoogde transpiratie
- Hittegevoeligheid en verstikkingsgevoel
- Haaruitval
- Menstruatiestoornissen
- Diarree
- Borstgroei bij mannen
- Braken en misselijkheid

Ziekte van Hashimoto

- Geen symptomen
- Met symptomen van hypothyreoïdie
- Met symptomen van hyperthyreoïdie
- Kleine struma
- Nek ongemak
- Toename van de tonggrootte

Kropgezwel

- Geen symptomen
- Ardennen of nek ongemak
- Moeite met slikken, ademen of spreken
- Hoest
- Gevoel van beklemming in de keel

Wanneer schildklierproblemen optreden, kunnen veel andere aandoeningen aanwezig zijn. Onder hen benadrukken we:

Prikkelbare darm: Hypothyreoïdie Kan darmproblemen veroorzaken, zoals glutenintolerantie of problemen die verband houden met de prikkelbare darm. Daarom kunnen bepaalde voedingsmiddelen, vooral die welke vezels bevatten, ongemak veroorzaken.

Depressie: op dit moment is een van de eerste tests die een arts vóór het begin van depressiesymptomen vraagt, die van de schildklierfunctie. Als de veronderstelde depressie te wijten zou zijn aan deze oorzaak, zou geen antidepressivumbehandeling werken, omdat de oorspronkelijke oorzaak zou moeten worden aangevallen, dat wil zeggen de hypo of hyperthyreoïdie.

Fibromyalgie: dit zijn intense en aanhoudende pijn in skeletspieren. Het kan worden veroorzaakt door een breed scala aan factoren, waaronder hypothyreoïdie.

Hypertensie: het endocriene systeem, waarvan de schildklier deel uitmaakt, is gerelateerd aan het verschijnen van secundaire hypertensie. Dit wordt hoge druk genoemd die niet te wijten is aan overmatige natriuminname, gebrek aan lichaamsbeweging of genetica.

Artritis: hypothyreoïdie kan pijn veroorzaken die verband houdt met deze ziekte, evenals zwelling van de gewrichten in de handen en voeten.

Hoofdstuk 5

Botsing

Onbehandelde schildklieraandoeningen kunnen leiden tot bepaalde gevolgen van extreme ernst. Daarom is periodieke monitoring erg belangrijk om schildklierproblemen te behandelen die het volgende kunnen veroorzaken:

Onvruchtbaarheid: schildklierhormonen interageren met geslachtshormonen. Daarom spelen ze een zeer belangrijke rol bij de rijping, afgifte en bevruchting van de eicellen. Een schildklierstoornis kan leiden van moeilijk zwanger worden tot spontane abortussen. Mannen ervaren ook problemen met hun sperma, dus onvruchtbaarheid is geen exclusief vrouwelijk probleem. De beste manier om dit probleem op natuurlijke wijze te voorkomen en te beheersen, is door jodiumrijke voedingsmiddelen te consumeren, waaronder koemelk, kaas, vis en eieren.

Seksuele disfuncties: onder de fysieke en psychische stoornissen die de seksualiteit beïnvloeden, vinden we erectiestoornissen, voortijdige ejaculatie, gebrek aan verlangen, afkeer van seks, pijn tijdens geslachtsgemeenschap en het onvermogen om orgasmen te hebben. Een van de beste manieren om dit te voorkomen en op te lossen, is via een vloeiende en effectieve communicatie met het paar. Omdat de schildklier een van de oorzaken kan zijn, wordt het aanbevolen om het dieet en de levensstijl aan te passen om gezond te zijn. Sommige medicijnen, zoals antidepressiva en antihypertensiva, beïnvloeden dit gebied, dus de aanbevelingen zijn om een natuurlijk alternatief voor elk van hen te zoeken. Vooral het elimineren van de oorzaken van ziekten zijn de gezondste maatregelen om te nemen. Als u bijvoorbeeld last heeft van hoge bloeddruk, is het eerste dat u tafelzout verwijdert en dertig minuten per dag aerobe oefeningen doet.

Dementie: wanneer lichaamschemie afgeleid van het endocriene systeem wordt gewijzigd, is een van de mogelijke gevolgen het verlies van vermogens en mentale functie. Het is essentieel om deze stoornis op tijd te detecteren, anders kan de hersenschade permanent zijn. Zowel hoge als lage schildklierhormoonspiegels kunnen tot dit probleem leiden. Om hypothyreoïdie om te keren, kunt u paardenbloemthee of ginseng-thee gebruiken. In het geval van hyperthyreoïdie wordt de inname van radijs aanbevolen, hetzij in salades of in de vorm van sap gemengd met citroen.

Hartziekte: hoewel hypothyreoïdie rechtstreeks het cardiovasculaire systeem beïnvloedt, heeft hyperthyreoïdie de neiging atriumfibrilleren te veroorzaken, waardoor aritmie wordt veroorzaakt.

Schildklierkanker: Schildklierkanker is voornamelijk te wijten aan genetica en factoren zoals blootstelling aan straling in de kindertijd. Omdat deze laatste factor minimaal voorkomt is het erg moeilijk om de ziekte te voorkomen. Er zijn echter natuurlijke alternatieven die helpen omgaan met behandelingen tegen dit type kanker. Het wordt aanbevolen om het mediterrane dieet aan te nemen, dat is gebaseerd op kool, sinaasappel- en rode groenten, citrusvruchten, groene groenten, rode vruchten en peulvruchten, naast andere natuurlijke voedingsmiddelen.

Hoofdstuk 6

Behandelingen

Drugs

Bij de behandeling van schildklieraandoeningen kunnen medicijnen worden gebruikt om hun functie te stimuleren, wanneer er hypothyreoïdie is, of om hun buitensporige activiteit te beperken wanneer er hyperthyreoïdie is.

Geneesmiddelen voor hypothyreoïdie: in dit geval worden synthetische schildklierhormonen gebruikt die de functie van vervanging van hormonen T3 en T4 vervullen die niet in voldoende hoeveelheid worden geproduceerd. Onder deze hebben we de meest gebruikte die Levothyroxine is. De bijwerkingen die het kan veroorzaken, zijn vergelijkbaar met de symptomen van hyperthyreoïdie (opvliegers, hartkloppingen, slapeloosheid, nervositeit).

Geneesmiddelen voor hyperthyreoïdie: in het geval van hyperthyreoïdie, produceert de schildklier zijn hormonen T3 en T4 in overmaat, waardoor zijn fysiologische effecten die vervelende symptomen voor de patiënt worden, worden overdreven. In deze situatie zijn de medicijnen verantwoordelijk voor het blokkeren van de vorming van schildklierhormoon. Voorbeelden van deze medicijnen zijn: methimazol, propylthiouracil, jodide.

Straling met radioactief jodium

Deze therapie maakt deel uit van nucleaire geneeskunde en wordt gebruikt om hyperthyreoïdie te bestrijden. Het inslikken van een kleine dosis van deze stof, die wordt opgenomen in de bloedbaan en schildkliercellen vernietigt. Het is ook zeer effectief bij het bestrijden van schildklierkanker. Bijwerkingen geassocieerd met deze therapie zijn misselijkheid, braken, droge mond, zwelling in de nek, pijn in de speekselklieren en smaakveranderingen.

Struma en chirurgie

In aanwezigheid van struma is een alternatief een operatie waarbij de schildklier wordt verwijderd, die volledig of gedeeltelijk kan zijn. Het is een procedure die in maximaal vier uur wordt uitgevoerd en plaatsvindt via een incisie boven het sleutelbeen. In veel gevallen wordt een katheter geplaatst om bloed en vloeistoffen af te voeren. Deze operatie wordt aanbevolen in het geval van een te grote struma, die functies zoals ademhaling en voeding belemmert.

Onder de bijwerkingen en complicaties als gevolg van chirurgie vinden we infecties of kneuzingen op de huid, langdurige stemverandering, ademhalingscomplicaties als gevolg van slechte praxis en lager calcium in het bloed.

Management Na chirurgie, radioactief jodium en kanker

Na de operatie is huishoudelijke verzorging gebaseerd op goede wondhygiëne en goede voeding. Je moet drie maaltijden per dag maken op basis van zacht voedsel en het is essentieel om goed gehydrateerd te zijn.

Nadat radioactief jodium was aangebracht, zijn de onderstaande voorzorgsmaatregelen gebaseerd op het niet overbrengen van jodiumstraling naar andere mensen. Het eerste om in gedachten te houden is niet in contact komen met jonge kinderen of zwangere vrouwen. Het is ideaal om een aparte badkamer te hebben of, zo niet

Indien mogelijk moet de ketting na elk gebruik van het toilet twee keer worden weggegooid. Het is raadzaam om wegwerpbestek te gebruiken of bestek alleen voor de patiënt te hebben, dat apart van dat van anderen moet worden gewassen. U waarschuwt voor contacten die verder gaan dan een korte begroeting. Ten slotte is het raadzaam om veel water te drinken.

Wat betreft het leven na schildklierkanker, kunnen we zeggen dat het noodzakelijk is om zeer aandachtig te zijn voor het verschijnen van symptomen zodra de behandeling is voltooid, omdat dit aan de arts moet worden meegedeeld in het daaropvolgende overleg aan het einde van het proces. Voedsel en lichaamsbeweging worden aanbevolen in doses en soorten door de behandelend arts, die strikt moet worden gevolgd volgens hun indicaties.

Hoofdstuk 7

Lichamelijke activiteit

Rust of lichaamsbeweging

Hoewel schildklierproblemen worden opgelost met medicatie voor het leven, is aangetoond dat regelmatige lichaamsbeweging zeer positieve effecten heeft op mensen met hypothyreoïdie. Wat er gebeurt, is dat regelmatige lichaamsbeweging de niveaus van T3 en T4 verhoogt.

De momenten waarop een schildklierprobleem ons tot rust brengt zijn na een schildklieroperatie te hebben ondergaan. Deze rust moet drie weken worden gehandhaafd. Zonder deze stilte kan herstel onnodig worden verlengd of tegenvallers hebben.

Complicaties en bijbehorende ziekten

De problemen die gepaard gaan met lichaamsbeweging bij deze ziekte zijn gekoppeld aan overgewicht, vermoeidheid, broze botten en hartproblemen. Daarom worden we blootgesteld aan:

* Stikken
* Hyperventilatie duizeligheid
* Gewrichtsschade
* Breuken

Voordelen van de gecombineerde routines van cardio, uithoudingsvermogen, elasticiteit en flexibiliteit

Als we het hebben over lichaamsbeweging, bedoelen we niet alleen gewichtheffen of wandelen op de loopband. Goed begrepen lichaamsbeweging moet holistisch worden omvat. Daarom is de routine precies waar we aan moeten ontsnappen als we echte voordelen zoeken.

Het is gebruikelijk om te wennen aan een instructeur en, erger nog, een enkel type klas dat deze professional onderwijst. Op de lange termijn neemt het oefenen van een enkele manier van oefenen echter de effectiviteit weg van wat we doen.

Dus de eerste aanbeveling om te volgen is om zoveel mogelijk lessen bij te wonen. Aan de andere kant zal de combinatie van cardio, weerstand, elasticiteit en flexibiliteit ons in staat stellen vet te verbranden, de spieren te versterken en een zo breed mogelijk bewegingsbereik te verkrijgen. Daarom zullen we onze gewrichten beschermen en de oefening elke dag effectiever maken.

Afhankelijk van of we worden getroffen door hik of hyperthyreoïdie, moeten er specifieke dieetmaatregelen worden gevolgd.

Dieetmaatregelen voor hypothyreoïdie

Vermijd in dit geval:

- Energierepen
- Suikers
- Geraffineerde koolhydraten
- Sojaproducten
- Cafeïne
- Genetisch gemodificeerd voedsel
- Gluten

Wat wordt aanbevolen om in te nemen is:

- Groenten zonder zetmeel
- Gezonde vetten (onverzadigd en meervoudig onverzadigd)
- Eiwitten
- Vitaminen en mineralen

Dieetmaatregelen voor hyperthyreoïdie

Ze moeten worden vermeden:

- Algen

- Transgene vetten

- Zuivel

- Soja

- Maïs

- Chemische additieven

- Cafeïne

- Suikers

- Geraffineerde koolhydraten

Het wordt aanbevolen om te eten:

- Amandelen
- Rapen
- Peterselie
- Lijnzaad
- Melissa thee
- Ajuga-gras

Jodium rijk dieet

Om struma te voorkomen, is het belangrijk om een jodiumrijk dieet te eten. De voedingsmiddelen die u in dat geval moet opnemen, zijn:

- Kabeljauw
- Bosbessen
- Makreel
- Tonijn
- Mosselen
- Bonen
- Garnalen
- Garnalen
- Aardbeien
- Aardappelen
- Kaas
- Zalm
- Cashewnoten
- Broccoli
- Oesters
- Havermout
- Pinda

Jodiumarm dieet

Wanneer er een teveel aan jodium in uw lichaam is, wordt een dieet aanbevolen dat dit tegengaat. Daarom moet u de hierboven beschreven voedingsmiddelen vermijden. Dit is echter alles wat u hebt toegestaan:

- Eiwit
- Riviervissen
- Specerijen: kaneel, oregano, peper
- Aardappelen
- Appels
- Bramen
- Ananas
- Peulvruchten
- Volle granen

- Wortelgroenten
- Groenten
- Zelfgebakken brood

Normaal jodiumdieet

Wanneer er geen medische indicatie is om de jodiumconsumptie te verhogen of te verlagen, zijn de aanbevolen dagelijkse hoeveelheden:

- Tot 14 jaar: 90 microgram per dag
- Vanaf 15 jaar: 150 microgram per dag

Glutenintolerantie

U kunt coeliakie hebben, die wordt gecontroleerd door een bloedtest, of u kunt glutenintolerantie hebben. Deze laatste voorwaarde bij kinderen manifesteert zich met braken en diarree, maar bij volwassenen vervagen de symptomen en is er niets duidelijk. Er is geen manier om nauwkeurig te detecteren dat een persoon glutenintolerant is.

Omdat de enige manier om de symptomen van deze chronische ziekte te voorkomen niet is om gluten te consumeren, is het handig dat als spijsverteringsproblemen worden gegenereerd, hoe minimaal ook, proberen dit eiwit uit het dieet te verwijderen.

De enige ingrediënten die het bevatten en die daarom moeten worden vermeden, zijn:

- Tarwe
- Havermout
- Gerst
- Rogge

Hypothyreoïdie is een ziekte die nauw verband houdt met deze aandoening.

Lactose-intolerantie

Het is de voorwaarde dat de suiker in melk (lactose) niet kan worden verteerd. Het is een ziekte die geen schade veroorzaakt, maar zeer vervelende symptomen heeft, waaronder gassen, koliek, diarree, misselijkheid en zwelling van de buik.

Elke persoon leeft op een andere manier, dus de beperking van voedsel met lactose kan geheel of gedeeltelijk zijn. Hoe dan ook, we moeten weten dat wat niet mag worden gegeten, of op zijn minst moet worden beperkt, zuivelproducten zijn. Wat er gebeurt, is dat deze snee in het dieet de persoon nodig heeft om calcium en vitamine D uit andere voedingsmiddelen in te nemen. Onder hen bevelen wij aan:

- Citrus
- Noten
- Omelet
- Banaan
- Tomaten
- Sla
- Wortel
- Olijfolie
- Peren
- Ananassen
- Volkorenbrood
- Jam
- Spinazie
- Zalm
- Chia-zaden
- Yoghurt zonder lactose
- Granola

- Pindakaas
- Appels

Meest aanbevolen voorbereidingen

De meest aanbevolen bereidingen zijn die die de eigenschappen en voedingsstoffen van het voedsel intact houden. Daarom moet rekening worden gehouden met de volgende aanbevelingen:

- Pers de citrus tegelijkertijd uit
- Maal de zaden op het moment van consumptie
- Stomen
- Probeer tijdens het koken geen water te gooien, maar het wordt geabsorbeerd
- Gebakken voedsel niet te gaar
- Gegrild voedsel verbrandt niet
- Gekookte groenten: mensen met hypothyreoïdie mogen geen rauwe groenten eten, omdat ze een giftige stof afgeven die de opname van jodium voorkomt.
- Gefermenteerde groenten: bereidingen zoals zuurkool kunnen worden geconsumeerd door mensen met hypothyreoïdie, omdat groenten tijdens het gisten de giftige component elimineren die voorkomt dat jodium wordt geabsorbeerd.

Menu voorbeelden

Dit menu-voorbeeld is voor een persoon met hypothyreoïdie.

Ontbijt
- 1 kopje yoghurt
- ½ kopje granola
- 3 Aardbeien

Lunch
* 1 Quesadilla van verschillende soorten kaas (inclusief cheddar), wortel en broccoli
* 1 kopje cacaomousse

Picknick
* 1 sneetje volkoren bananenbrood
* 1 kopje drinkbare yoghurt

Diner
* Champignon en kaasomelet
* ½ portie mosselen

Aantrekkelijke en gezonde culinaire recepten

Mango Spinaziesalade

* 1 gebonden spinazie
* Rucola verlaat
* 1 handgreep
* Olijfolie
* 10 moeren

Spinazie goed wassen en uitlekken. Verwijder de centrale rib en snijd deze in reepjes. Voeg het toe de in blokjes gesneden mango, dikke gehakte noten, snij rucola en baad ze met een scheutje olijfolie.Lava bien las espinacas y escúrrelas. Quítales la nervadura central y córtales en tiritas.

Voeg het toe de in blokjes gesneden mango, dikke gehakte noten, snij rucola en baad ze met een scheutje olijfolie.

Komkommer- en avocadogazpacho

* 2 komkommers

- 1 Avocado
- 1 eetlepel lijnzaad

Schil de vruchten en snijd ze in stukjes. Doe ze in de blender met de rest van de ingrediënten. Blend tot een gladde pasta. Je kunt het opdienen met peterselie, basilicum of gehakte noten

De schildklier kan falen vanwege meerdere oorzaken. Er is dus niets dat honderd procent garandeert dat het optimaal blijft werken. Er zijn echter bepaalde voedingsstoffen die, bij gebrek aan of schaars zijn, het tot het uiterste van zijn goede prestaties brengen, dus het is waarschijnlijker dat het faalt. Deze voedingsstoffen zijn:

Jodium

Wanneer de hoeveelheid ingenomen jodium niet voldoende is, is de schildklier niet in staat hormonen te produceren waarvan de productie bestaat. We kunnen het vinden in zeevruchten, zuivelproducten, zeevis, fruit en groenten.

Zink

Als dit mineraal ontbreekt, kan T3, een hormoon dat de schildklier produceert, het DNA niet bereiken. Aan de andere kant helpt dit mineraal de goede werking van de prostaat, voortplantingsorganen, lever en genezing. We vinden het in pecannoten, in algen, in pure chocolade, in oesters, in pompoenpitten, in eieren en in peulvruchten.

Selenium

Dit mineraal vervult de functie van het omzetten van T4 in T3, wat het actieve schildklierhormoon zelf is. Het grootste probleem met dit mineraal is dat het uit voedsel komt en veel landen het niet hebben

Als onderdeel van de bodem is het essentieel om het als supplement in capsules te nemen. De voedingsmiddelen die het hebben, zolang de grond het bezit, zijn paranoten, knoflook, eieren, blauwe vis, schaaldieren, zonnebloem- en mosterdzaden, volkoren tarwebrood en bruine rijst.

Ijzer

Het moet aanwezig zijn voor de schildklier om hormonen te synthetiseren. We vinden ijzer in peulvruchten, dus het is heel belangrijk om het water niet te belasten na het koken. Daarom is het noodzakelijk Om de hoeveelheid water te gebruiken die nodig is, maar niet meer, om te koken volgens de hoeveelheid peulvruchten. Dit komt omdat het meeste ijzer achterblijft in het water waarin ze worden gekookt. Andere voedingsmiddelen met ijzer zijn melk met ijzer, schaaldieren en spinazie.

Vitamine A

Het is de brug tussen schildklierhormoon en cellulair DNA, dat is precies waar het hormoon werkt en zijn volledige effect vertoont. Zonder vitamine A, ongeacht hoe de schildklier zijn ding doet, zullen de cellen er nooit achter komen. We vinden het in de eidooier, in de zoete aardappelen, in de abrikozen, in de perzik, in de meloen, in de pompoen, in de mango en in de papaja.

Hoofdstuk 10

Geneeskrachtige planten

Gunstige geneeskrachtige planten

Er zijn bepaalde planten die gunstig zijn in verband met schildklierproblemen. Het is altijd goed om ze bij de hand te hebben om ons thee te zetten of ze te consumeren zoals we dat willen.

Planten Om de afweer Te stabiliseren

• **Echinacea:** versterkt het immuunsysteem en beschermt u tegen virussen en bacteriën. Het verlicht ook pijn en doodt infecties.

• **Astragalus Chinees:** zorgt voor balans in het zenuwstelsel, verhoogt de afweer, bevordert een goed humeur en herstelt de vitaliteit.

• **Gember:** het heeft uitstekende spijsvertering, het is ontstekingsremmend, antiseptisch en versterkt het immuunsysteem.

• **Kurkuma:** het is een antioxidant, dus het keert het effect van vrije radicalen om cellen te beschermen, het is anti-kanker en versterkt het immuunsysteem.

Planten die jodium reguleren

•**Teunisbloemolie:** keert haaruitval om en reguleert jodium.

• **Brandnetel:** door een hoog jodiumgehalte te hebben, helpt het om het te verstrekken wanneer het ontbreekt.

• **Zoethout:** naast het reguleren van jodium, stimuleert het ook de productie van T4 en T3.

• **Lijnzaad:** houdt het jodiumniveau stabiel en zorgt ervoor dat de schildklier naar behoren functioneert.

Schadelijke planten

Niet alles in de natuur is gezondheid en welzijn. Bepaalde planten kunnen zelfs doden. Vandaag zullen we ons richten op diegenen die de absorptie van jodium (goitrogenen) en kankerverwekkende stoffen belemmeren.

Goitrogenic planten

Goitrogene planten zijn planten die voorkomen dat jodium wordt geassimileerd. Daarom, ongeacht hoeveel het wordt geconsumeerd, geven ze een stof vrij die fungeert als een barrière tussen jodium en het organisme. Ze zijn erg schadelijk voor mensen met hypothyreoïdie. De planten met dit kenmerk zijn kool en cassave.

Goitrogenic planten

Goitrogene planten zijn planten die voorkomen dat jodium wordt geassimileerd. Daarom, ongeacht hoeveel het wordt geconsumeerd, geven ze een stof vrij die fungeert ALS een barrière tussen jodium en het organisme. Ze zijn erg schadelijk voor mensen met hypothyreoïdie. **De planten met dit kenmerk zijn kool en cassave.**

Crotonflavens thee (Euphorbiaceae)
Er werd ontdekt dat de inwoners van Curaçao, die deze thee meestal drinken, een slokdarmkankerpercentage hebben dat 11% hoger is dan in de rest van de wereld.

Sommige van de natuurlijke supplementen die door bedrijven zoals Life op de markt worden gebracht om de effecten van een schildklier die slecht werkt tegen te gaan, zijn:

Puur holistisch: bevordert de goede werking van de schildklier door het jodiumniveau te reguleren. Het is zeer gunstig voor de bloedsomloop.

Vita Source Labs: het hoofdingrediënt is selenium, dat de productie van selenoproteïne op gang brengt, een voedingsstof die cellen nodig hebben om goed te functioneren.

Bijnierwerk: verlaagt het niveau van angst en helpt stress te beheersen. Herstelt de goede werking van de bijnieren en herstelt verloren energie.

Body Thyroid Support: bevat magnesium en cayennepeper, dus het versnelt en reguleert de stofwisseling. Het is erg handig bij gewichtsverlies.

Pure inkapseling: herstelt de cellulaire functie dankzij de bijdrage van vitamines en mineralen die nodig zijn voor een optimale werking.

Thyroid Energy: levert jodium en tyrosine, dus het bevordert de juiste synthese van de schildklier. Aan de andere Kant bevat het zink, koper en selenium, mineralen die de schildklierfunctie ondersteunen.

Hoofdstuk 12

Alternatieve therapieën

Alternatieve technieken zijn een reeks oefeningen gericht op het bestrijden van ziekten en kwalen door bepaalde punten in het lichaam te activeren. Vermijd het pad van de traditionele geneeskunde, omdat het als invasief wordt beschouwd en vol bijwerkingen is waarvan u denkt dat het kan worden vermeden.

Stressbeheersing

Vergroot het sociale leven: hoe meer vrienden we hebben, hoe meer gevallen van socialisatie we hebben. Ze trainen met hen het verdwijnen van stress, grotendeels omdat we een tijdje niet meer aan onze problemen denken.

Verhoog het humeur: we hebben allemaal iets dat ons aan het lachen maakt, we moeten alleen die elementen uitnodigen

Sport of lichamelijke activiteit: sport voegt altijd de toegevoegde waarde toe van de motivatie die door de competitie wordt gegenereerd. U kunt echter elke fysieke activiteit kiezen die concentratie en doorzettingsvermogen vereist, zoals yoga, dans of zelfs gymnastiek.

Hoewel vasten een aanbevolen praktijk is om het lichaam te zuiveren en te ontgiften, heeft het zoveel bijwerkingen dat het erger wordt dan de schade die het van ons oploopt. Wanneer u hyperthyreoïdie heeft, is vasten vooral gecontra-indiceerd. Een van de bijwerkingen die u kunt hebben, zijn de volgende:

Spierkrampen
Acute rugpijn
Vasthouden van vloeistoffen
Hypoglykemie
Hoofdpijn en migraine
Slaapstoornissen
Elektrolytbesturing

- Sta jezelf toe om verdrietig te zijn

- Praat over je gevoelens

- Elimineer werkoverbelasting

- Zoeken naar een nieuwe hobby

- Ontmoet oude hobby's

- Oefen veerkracht (kom uit moeilijke en traumatische situaties)

Onderwerp IV Syndroom Polycysteuze eierstokken

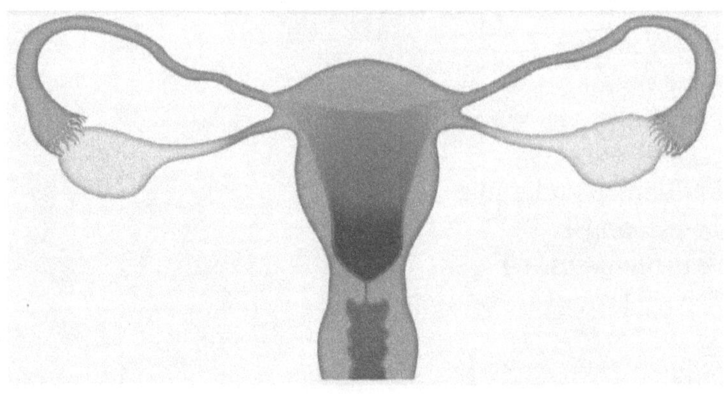

Polycysteus ovarium syndroom (PCOS) is een vrij veel voorkomende hormonale aandoening bij vrouwen in de reproductieve leeftijd. Vanwege de aanwezigheid van een hoog percentage androgenen, mannelijke hormonen, slagen de eierstokken er niet in om rijpe eicellen succesvol af te geven. Hierdoor wordt de volwassen eicel ingekapseld in een vloeistofbol in de eierstok, hoewel dit niet altijd op deze manier gebeurt.

Als we het hebben over mannelijke hormonen bij een vrouw, vragen we ons misschien af of dit iets abnormaals is, maar dat is het helemaal niet. De eierstokken produceren oestrogeen, progesteron en androgenen. De laatste zijn mannelijke hormonen die bij vrouwen aanwezig moeten zijn. Het probleem treedt op wanneer de hoeveelheid die wordt gescheiden groter is dan voldoende.

De bijnieren produceren ook androgenen, die de menstruatiecyclus en ovulatie reguleren. De overmaat van hen heeft echter het tegenovergestelde effect: in plaats van de afgifte van de eicellen te activeren, houdt het ze in de eierstok vast. Dit veroorzaakt in sommige gevallen de vergroting van de eierstokken.

Gelukkig worden polycysteuze eierstokken opgemerkt door een reeks vervelende symptomen, waardoor het syndroom voldoende kan worden gedetecteerd, zodat we het goed kunnen behandelen.

We moeten niet vergeten dat het verschijnen van een of meer van zijn symptomen geen eenduidig teken van deze ziekte is, maar een lichamelijk onderzoek door een gynaecoloog of een endocrinoloog die de aanwezigheid ervan zal dicteren.

Hoofdstuk 2

Meest voorkomende oorzaken

Een van de meest voorkomende oorzaken voor het ontwikkelen van polycysteuze eierstokken, erfelijk, gerelateerd aan levensgewoonten en endocriene.

Erfgoed

Gebleken is dat de dochters van patiënten met deze ziekte er zeer waarschijnlijk last van hebben. Hetzelfde gebeurt als er in het algemeen een familiegeschiedenis is.

Gewoonten van het leven

Sedentaire levensstijl is een van de oorzaken die tot dit syndroom leiden. Zodra u begint met trainen en gewicht verliest, is de ziekte veel gemakkelijker te beheersen. Evenzo kan een dieet vol met schadelijk voedsel, zoals suikers en verzadigde vetten, ziekte veroorzaken.

Endocriene oorzaken

Er is een open debat over wat eerst komt, of het nu polycysteus ovarium of endocriene problemen zijn. Hoe dan ook, een van hen kan ons waarschuwen over de aanwezigheid van de ander, dus het is heel belangrijk om in gedachten te houden dat als we aan een van deze ziekten lijden, het mogelijk is dat de andere wordt gemaskeerd achter de symptomen van de eerste. De meest voorkomende endocriene oorzaken zijn:

Hyperprolactinemie: Prolactine is een hormoon dat wordt geproduceerd in de adenohypophysis dat de ontwikkeling van de

125

borsten en de melkproductie reguleert. De toename boven normale niveaus kan verband houden met menstruele afwijkingen en polycysteus ovariumsyndroom.

Hypothyreoïdie: de schildklier produceert niet genoeg T4-hormoon, waardoor u uw concentratie verliest, u gevoeliger bent voor kou en fysieke activiteit veroorzaakt vermoeidheid, onder andere verschillende soorten symptomen.

De ziekte van Cushing: is de overgroei van de hypofyse, een klier aan de basis van de hersenen. Gegeven dit, begint de klier een overmaat van het hormoon adrenocorticotropine af te scheiden.

Gigantisme of acromegalie: het zijn ziekten die overmatige ledematengroei veroorzaken. Gigantisme treedt op voordat de epifyse wordt gesloten, terwijl zodra deze is gesloten, de ziekte die optreedt als er onevenredige groei is, acromegalie is.

Insulineresistentie: het is wanneer insuline normaal wordt geproduceerd, maar het lichaam er geen goed gebruik van kan maken, dus de bloedsuikerspiegel is altijd hoog.

Hoofdstuk 3

Veel voorkomende symptomen

Hoewel ze vervelend en onaangenaam zijn, helpen de symptomen ons te realiseren dat er iets vreemds gebeurt met ons lichaam. Het uiterlijk van een van hen betekent niet noodzakelijkerwijs dat we polycysteus ovariumsyndroom hebben. Wanneer er echter meerdere zijn en zonder duidelijke reden, is het raadzaam om naar de arts te gaan voor een diagnose. De meest voorkomende symptomen van polycysteuze eierstokken zijn:

Gewichtstoename: het is gebruikelijk dat bij het lijden aan polycysteuze eierstokken het gewicht toeneemt ondanks dat het dieet niet is veranderd, en het is erg moeilijk om een paar gram te verliezen.

Acne: de plotselinge verschijning van acne, vooral op volwassen leeftijd, kan een indicator voor de ziekte zijn. In het geval van adolescentie kan een verslechtering van de acne optreden.

Oligomenorroe: is wanneer de menstruatie niet vaak voorkomt.

Hirtutisme: is wanneer gezichts- en lichaamshaargroei optreedt, vooral in de rug, rond de tepel en in de borst. In de adolescentie is het normaal dat dit soort haar verschijnt als het een kenmerk is dat de vrouw haar hele leven zal vergezellen. Wanneer het echter overmatig haar is of op volwassen leeftijd verschijnt, kan dit op dit probleem wijzen.

Haaruitval: haar valt in veel grotere hoeveelheden uit dan normaal.

Samen met polycysteus ovariumsyndroom verschijnt een reeks pathologieën die sterk verband houden met hun aandoening. Onder hen zijn de meest voorkomende:

Abdominale obesitas: terwijl het vetweefsel zich ophoopt in het buikgebied, nemen de risico's op hart- en vaatziekten toe. PCOS maakt het verlies van dit vet uiterst moeilijk te bereiken.

Metabool syndroom: deze pathologie veroorzaakt dat vet zich ophoopt in het gebied van de borst, buik, rug en heupen. De relatie met PCOS is omdat het insulineresistentie veroorzaakt en bijgevolg een toename van de insulineproductie om te compenseren voor het feit dat het lichaam niet Gebruik degene die aanwezig is. Daarom accumuleert bloedsuiker en dat verhoogt de aanwezigheid van vetweefsel.

Fibrocystische borstaandoening: er wordt aangenomen dat een verandering in de productie van oestrogeen en progesteron, geslachtshormonen, tot deze aandoening kan leiden. Hoewel het vervelend en pijnlijk is, is het niet de oorzaak van enige andere pathologie of ziekte. Het manifesteert zich door knobbeltjes, cysten en zelfs door de aanwezigheid van abcessen.

Afgezien van de tijdelijke gevolgen, wordt polycysteus ovariumsyndroom geassocieerd met bepaalde pathologieën die optreden en onbepaald zijn in ons lichaam. De meest voorkomende zijn:

Anovulatoire onvruchtbaarheid: vrouwen met polycysteuze eierstokken hebben meestal last van onvruchtbaarheid die behoort tot groep 2, wat verband houdt met het falen van de hypothalamus. Een natuurlijke manier om weg te komen van onvruchtbaarheid door polycystische eierstokken is om de consumptie van verzadigde dierlijke vetten te elimineren en de consumptie van fruit en groenten te verhogen.

Diabetes: het is te wijten aan de insulineresistentie die wordt gegenereerd door PCOS, wat de bijna definitieve opmaat is voor diabetes. De consumptie van lijnzaad wordt aanbevolen om de effecten van polycysteuze eierstokken tegen te gaan, omdat dit bestanddeel de aanwezigheid van androgenen vermindert en helpt bij de fusie tussen testosteron en globuline, dat het lichaam beschermt tegen de effecten van deze ziekte.

Ischemische hartziekte: een onbeheerde of slecht behandelde PCOS op fysiologisch niveau Verhoogt de Kans op hart- en vaatziekten, omdat dat de aanwezigheid van lipiden in het bloed verandert. Dit type coronaire hartziekte wordt gekenmerkt door arteriosclerose in de met het hart verbonden slagaders. Deze ziekte kan leiden tot een hartinfarct. De consumptie van fruit en groenten, de vermindering van alcohol en lichaamsbeweging zijn de beste manieren om ischemische hartziekte te voorkomen en om te keren.

Baarmoederkanker: vrouwen die aan PCOS lijden, hebben een hoger risico op het ontwikkelen van dit type kanker. Er zijn veel soorten baarmoederkanker, de meest voorkomende bij deze patiënten is endometrium.

Glutenintolerantie: in dit geval wordt aanbevolen om zeer alert te blijven op glutenintolerantie, omdat een kleine manifestatie van het lichaam tegen deze voedingsstof erop kan wijzen dat het het afwijst en dat aanhoudende consumptie ertoe kan leiden dat we last krijgen van eierstokken polycystische.

Geneesmiddelen die worden gebruikt om PCOS te bestrijden

Voor de behandeling van PCOS zijn de maatregelen gericht op de toestand van de patiënt en haar wensen met betrekking tot haar vruchtbaarheid. Combinaties van niet-farmacologische maatregelen, zoals dieet en lichaamsbeweging, worden meestal gebruikt, samen met medicijnen die op de verschillende oorzaken inwerken die PCOS veroorzaken. Hormonale anticonceptiva en medicijnen tegen insulineresistentie kunnen worden gebruikt.

De eerste stap van de behandeling is een periode van 3 tot 6 maanden met een dieet, gecombineerd met aerobe oefeningen om gewicht te verliezen. Vervolgens worden in een tweede fase de medicijnen geïntroduceerd. Insuline-sensibiliserende medicijnen zoals **Metformin** worden gebruikt, die door hun werkingsmechanisme de hormonale en metabole veranderingen van PCOS verbeteren.

Hormonale anticonceptiva: zijn oestrogeen- en progestageenpreparaten die proberen de hormonale veranderingen van de vrouwelijke cyclus in PCOS te reguleren, anticonceptiva met een anti-androgeen effect worden over het algemeen gebruikt, dat wil zeggen, ze blokkeren de werking van masculinizing hormonen, die worden verhoogd in PCOS. Dit verbetert symptomen zoals hirsutisme en overtollig haar.

Sommige van deze medicijnen zijn: Cyproteronacetaat, Chlormadinonacetaat, Dinogest, Drospirenon.

Voor vrouwen die reproductief verlangen hebben, kan een medicijn genaamd Clomiphene waarvan de functie is om de ovulatie te stimuleren, alleen worden gebruikt of in combinatie met metformine. Deze patiënten hebben mogelijk ook gespecialiseerd bemestingsadvies nodig.

Sommige bijwerkingen van het medicijn zijn: veranderingen van de menstruatiecyclus en veranderingen van het metabolisme, gastro-intestinale symptomen zoals misselijkheid, braken, diarree, hypotensie en duizeligheid.

Lage bemesting en hoogwaardige technologie

In-vitrofertilisatie is een alternatief voor onvruchtbaarheid door PCOS. De gebruikte eieren kunnen afkomstig zijn van dezelfde vrouw die moeder of donor wordt. Hetzelfde geldt voor sperma. Een andere optie is de draagmoeder, die de baarmoeder leent voor zwangerschap.

De complicatie die kan ontstaan bij geassisteerde bevruchting is meerlingzwangerschap. Maar het kan ook worden voorkomen door een kleinere hoeveelheid embryo's bij de toekomstige moeder te plaatsen.
Ovariumoperatie

Er zijn twee soorten preventieve operaties aan de eierstokken. Een daarvan is laparoscopie en de andere is buik. Laparoscopische chirurgie wordt uitgevoerd onder plaatselijke verdoving en de eierstokken worden verwijderd door een incisie in de navel die het binnendringen van een buis mogelijk maakt. Het duurt maximaal anderhalf uur. Abdominale verwijdering wordt gedaan onder algemene anesthesie, de bikinisnede wordt uitgevoerd om het uit te voeren en kan twee uur duren.

De voordelen van deze operaties zijn het elimineren van problemen met polycysteuze eierstokken. Wat betreft de nadelen, deze kunnen infecties, bloedingen, darmobstructie, littekenvorming en mogelijk letsel aan interne organen omvatten. Natuurlijk is levenslange onvruchtbaarheid het meest directe gevolg.

Het belang van lichaamsbeweging bij het lijden aan het polycysteus ovarium syndroom, is dat, naast het helpen beheersen van het lichaamsgewicht, dat na de ziekte op een buitensporige manier kan zijn toegenomen, regelmatige lichaamsbeweging de voortplantingsfunctie verbetert . Daarom annuleert het een van de ziekten die verband houden met het syndroom.

Voordelen van de gecombineerde routines van cardio, uithoudingsvermogen, elasticiteit en flexibiliteit

Het wordt aanbevolen dat vrouwen die aan dit syndroom lijden minimaal twee en een half uur per week aerobe lichaamsbeweging doen.

De intensiteit zal variëren naarmate het lichaam meer wordt getraind en zijn longcapaciteit ten volle ontwikkelt. De aanbeveling is om het zo intens mogelijk te doen.

Deze tijd moet worden verdeeld in sessies van minimaal dertig minuten en maximaal vijfenveertig.

Watergymnastiek wordt speciaal aanbevolen voor deze vrouwen, evenals Zumba, omdat het helpt de stemming te verbeteren.

Minstens twee keer per week moet een gewichtsroutine worden uitgevoerd die alle spiergroepen omvat. Daarom mag kaksessie niet minder dan een uur duren. Wanneer het zich ontwikkelt spieren, worden meer calorieën verbrand in het proces en, interessant genoeg, in rust. Daarom verbrand je calorieën wanneer je thuis rustig televisie kijkt en je spieren hebt ontwikkeld. Ten slotte zullen elasticiteit en flexibiliteit helpen om bodybuilding niet te schaden in de dagen na de voltooiing ervan, en het is ook van cruciaal belang om onze kwaliteit van bewegingen te verbeteren. Hierdoor wordt de oefening elke dag effectiever. Om dit mogelijk te maken, is het noodzakelijk om elke gewerkte spier minimaal twintig seconden te strekken na de sessies van bodybuilding en aerobics (hoewel de spieren hier niet op een specifieke manier worden gewerkt, ze worden op een wereldwijde manier gewerkt), evenals voer ook fysieke activiteiten uit die speciaal zijn ontworpen om flexibiliteit te krijgen, zoals ballet, yoga, pilates en stretchen.

Hoofdstuk 8

Dieetmaatregelen

Het eten van een gezond dieet is de sleutel, zodat bepaalde ziekten die verband houden met PCOS niet verschijnen. Omdat dit syndroom ervoor zorgt dat de bloedsuikerspiegel hoog blijft, kan dit leiden tot diabetes en overgewicht. Door een juiste voedselselectie kunnen beide problemen echter worden voorkomen.

Koolhydraten zijn de as waarrond alles moet circuleren. We kunnen ze niet kwijtraken, zelfs niet wetende dat ze verantwoordelijk zijn voor het verhogen van de bloedsuikerspiegel. Daarom moeten we weten welke te kiezen. Niet alle koolhydraten zijn hetzelfde, maar sommige hebben meer invloed op de toename van de bloedsuikerspiegel. Het is dan noodzakelijk om op de juiste manier te leren kiezen.

De meest geschikte koolhydraten voor vrouwen met PCOS zijn:

- Vers fruit
- Verse groenten met een laag zetmeelgehalte
- Volkoren granen
- Granen met een hoog vezelgehalte (minimaal 5 gram vezels per portie)
- Suikervrije yoghurt

Integendeel, degenen die moeten worden vermeden, zijn:

- Groenten met een hoog zetmeelgehalte
- Ingeblikt fruit op siroop
- Geraffineerde granen (witte bloem, witte rijst)
- Suikerachtig voedsel (koekjes, koekjes)

Caloriearm dieet

Gezien de mogelijkheden die zich voordoen, lijkt het hypocalorische dieet een optie om ons gewicht binnen de normale parameters te houden. Om aan zo'n dieet deel te nemen, moeten we ons lichaam echter heel goed kennen.

Ten eerste moet de definitie van een hypocalorisch dieet op een zodanige manier worden gevoed dat de calorieën die dagelijks worden verbruikt, lager zijn dan wat we uitgeven. Het klinkt eenvoudig, maar dat is het niet. Om een tekortdieet niet te krijgen, moeten we eerst uitzoeken hoeveel calorieën ons lichaam bij de basislijn uitgeeft, dat wil zeggen zonder iets anders te doen dan in leven blijven. Hieraan moeten we diegenen toevoegen die we uitgeven volgens de oefening die we doen.

Op basis van het feit dat het achterhalen van de basale metabolische uitgaven afhankelijk is van een aantal factoren, zoals de lengte, leeftijd en de snelheid van ons metabolisme, kunnen we ons realiseren dat het achterhalen niet eenvoudig is.

Een manier om dit te doen is door de Harris - Benedict-vergelijking:

Man: 66.473 + (13.751 x gewicht in kilo's) + (5.0033 x lengte in centimeters) - (6.7550 x leeftijd in jaren)

Vrouw: 655.1 + (9.463 x gewicht in kilo's) + (1,8 x lengte in centimeters) - (4.6756 x leeftijd in jaren)

Maar vergeet niet dat je de kosten moet toevoegen die zijn afgeleid van de fysieke activiteit die we oefenen. Een manier om het rebound-effect van deze diëten te voorkomen, is om de calorieën die we consumeren niet te verlagen tot minder dan 300 van de calorieën die we uitgeven.

Aan de andere kant, als we moeten praten over rebound-effect, zijn we niet in een goed eetplan. Dat is de reden waarom het ten zeerste de voorkeur verdient om een vast gezond dieet te hebben in plaats van een dieet te volgen waardoor we drastisch afvallen, maar dat na verloop van tijd niet houdbaar is.

Acne dieet

Acne is een andere bijwerking van PCOS. Om het met het dieet te bestrijden, moeten we eerst verzadigde vetten uit onze voeding verwijderen en vervangen door omega 3-vetten, bijvoorbeeld boter en chocolade zijn gecontra-indiceerd. In plaats daarvan is hier een lijst met sterk aanbevolen voedingsmiddelen om granietvorming te voorkomen:

• Tonijn
• Zalm
• Chia-zaden
• Noten
• Groene bladgroenten
• Broccoli
• Wortel
• Yoghurt
• Water
• Avocado
• Knoflook
• Kurkuma

Dieet voor hyperandrogenisme

Als we aan hyperandrogenisme lijden, moeten we de testosteronniveaus verlagen, iets dat het dieet sterk kan beïnvloeden. De voedingsmiddelen die ons hierbij zullen helpen zijn:

Amandelen
Noten
Lijnzaadmeel
Lijnzaad
Zoethout
Pepermunt
Mint
Tonijn
Zalm
Haring
Sardines
Makreel

Wat te eten volgens de glycemische index

Omdat bloedsuiker een ernstig probleem is voor vrouwen met PCOS, is het het handigst om voedingsmiddelen te kiezen die een lage GI (glycemische index) hebben, dat wil zeggen dat de bloedsuikerspiegel niet stijgt. Voorbeelden van deze voedingsmiddelen zijn:

- Peulvruchten
- Zetmeelrijke groenten
- Volkorenbrood (gerst, rogge, volkoren en zemelen)
- Bruine rijst
- Instant witte langkorrelige rijst

Meest aanbevolen voorbereidingen

De manier waarop we voedsel bereiden, heeft ook invloed op de glycemische index. Enkele aanbevelingen zijn:

- Rauw gedroogd fruit
- Fruit niet helemaal rijp
- Eet fruit in plaats van alleen hun sap te drinken

- Eet gebakken aardappelen in plaats van aardappelpuree
- Kies volkorenbrood gemalen met steen in plaats van alleen volkoren
- Laat voedsel niet te lang Token
- Noodles al dente (nooit geslaagd)

Als we voedingsmiddelen met een hoge glycemische index gaan kiezen, moeten we ze in een verhouding van één tot vijf combineren met andere voedingsmiddelen met een lage glycemische index.

Menu voorbeelden

Hier zijn voorbeelden om menu's te maken die geschikt zijn voor vrouwen met PCOS:

Ontbijt: twee sneetjes volkoren volkorenbrood met pindakaas en een glas cacaomelk

Lunch: waterkersravioli met verse tomatensaus en een dessertfruit

Snack: twee rijstcrackers met bosbessenjam zonder toegevoegde suiker en een kopje macere.

Yoghurt Diner: bruine rijst met tonijn en halve pepers van elke kleur. Zelfgemaakte dessert vanille room.

Aantrekkelijke en gezonde culinaire recepten

**Gegratineerde broccoli met chedarkaas en ei
Ingrediënten**

- ½ kilo broccolis
- ¼ liter bechamelsaus
- 2 hardgekookte eieren

• 200 gram chedarkaas
• Cayennepeper
• Kurkuma½ **Kilo de brócolis**

Eerst wordt broccoli tien minuten gekookt. Druppelt. Bereid de hardgekookte eieren en de bechamelsaus met een eetlepel maizena en een kwart liter melk. Doe de broccoli in een ovenschaal, leg de gesneden eieren erop, bedek ze met de bechamelsaus en leg de geraspte cheddarkaas erop.

Breng in de voorverwarmde oven op 180 ° C, kook 15 minuten en gratin (schakel de bodem van de oven uit) nog 5 minuten en serveer dan heet.

Zalm En Walnoot Salade

ingrediënten

• 1 plakje gerookte zalm
• 1 gepelde tomaat
• Rucola verlaat
• Slabladeren
• 10 moeren
• Olijfolie

Schil de tomaat zonder deze te broeien, snijd de rucola en sla in reepjes en snijd de noten doormidden. Schik alles in een kom en bestrooi met olijfolie. Serveer koud of natuurlijk.

Bepaalde essentiële voedingsstoffen voorkomen en helpen PCOS genezen. Zorg ervoor dat u ze opneemt in uw dagelijkse voeding.

Vitaminen

- Vitamine A

- Vitamine C

- Vitamine D

- Inositol (vitamine B-complex)

Mineralen

- Chroom

- Zink

Voedingsmiddelen met vitamine A

- Zuivel
- Eieren
- Damascus
- Mango
- Kool
- Spinazie
- Zoete aardappelen
- Broccoli
- Wortel
- Peulvruchten
- Vis
- Zeevruchten

Voedingsmiddelen met vitamine C

• Citrus

• Ananas

• Papaya

• Mango

• Meloen

• Watermeloen

• Rode en groene paprika's

• Cidrayote

• Tomaten

• Aardappelen

• Zoete aardappelen

Voedingsmiddelen met vitamine D

• Schimmels
• Zalm
• Tonijn
• Makreel
• Kaas
• Eierdooier

Voedingsmiddelen met inositol

• Bananen
• Granen met zemelen
• Bruine rijst
• Havermoutvlokken
• Bonen

- Citrus
- Tarwekiemen
- Druiven en pruimen

Chrome eten

- Ui
- Biergist
- Volle granen
- Tomaten
- Fruit

Zink imentos

- Eieren
- Oesters
- Tweekleppige schelpdieren
- Hazelnoten
- Amandelen
- Cashewnoten
- Kaas
- Havermoutvlokken

Gunstige geneeskrachtige planten

In de natuur zijn de verbindingen die ons metabolisme en endocriene systeem helpen reguleren. In het geval van polycysteuze eierstokken moeten we planten vinden die testosteron verminderen, de menstruatiecyclus reguleren, de vruchtbaarheid verbeteren en de insulineresistentie verbeteren.

Planten verlagen testosteron

• Mint

• Pepermunt

• Salie

• Ruda cabruna

• Zoethout

Planten om de menstruatie te reguleren

• Gember

• Verbena

• Kamille

• Salie

• Rosemary

Planten om de vruchtbaarheid te verbeteren

• Brandnetel
• Paardebloem
• Wilde haver
• wilde yam
• Dong quai
• Chasteberry
• groene thee

Planten om de insulineresistentie te verbeteren

• Passiebloem
• Kamille
• Oranjebloesem
• Melisa
• Paardebloem
• Artisjok
• Poleo
• Groene anijs
• María Luisa

Bedrijven als Life zetten hun leven in om te onderzoeken hoe ze de beste natuurlijke supplementen kunnen verzamelen en inkapselen, zodat u kunt omgaan met de symptomen van polycysteuze eierstokken. De meest prominente zijn:

My Ova Myo-plus: dankzij de aanwezigheid van myoinositol wordt de humeurbalans bereikt, zijn de bloedglucosewaarden positief gestabiliseerd en is de menstruatiecyclus gereguleerd. Op zijn beurt herstelt het de juiste hormonale dynamiek en zorgt het ervoor dat de eierstokken goed werken.

PCOS-capsules: reguleert de menstruatiecyclus, vermindert gezichts- en lichaamshaar wanneer het overmatig is vanwege overmatig testosteron en voorkomt diabetes. Het bestaat uit meer dan 10 essentiële vitamines om PCOS-symptomen en mineralen die dezelfde functie vervullen, tegen te gaan. Na zes weken dagelijks te hebben gebruikt, verandert de stemming volledig.

Soria Natural Melatonin: zoals de naam al aangeeft, is dit supplement gemaakt met melatonine. Dit is een hormoon dat tijdens de slaap wordt uitgescheiden en dat de eisprong reguleert. De actie die precies voldoet, is om de oxidatieve schade in de eicel te herstellen, het progesteronniveau te verbeteren en de kwaliteit van de receptoren te verbeteren.

Vul eenvoudig foliumzuur aan: deze voedingsstof voorkomt en vertraagt de oxidatie van de eitjes, dus het is zeer gunstig om de vruchtbaarheid te verbeteren.

Hoofdstuk 12

Alternatieve therapieën

Afwijkend van alles wat te maken heeft met traditionele geneeskunde, vinden we alternatieve therapieën om ziekten en kwalen geassocieerd met polycysteuze eierstokken te bestrijden.

Voor acne

Fytotherapie: het gaat om het gebruik van planten en kruiden om gezondheidsproblemen te genezen en te voorkomen.

Mesotherapie: het bestaat uit de toepassing van subcutane micro-injecties, die vitamines, mineralen en aminozuren bevatten die de oorzaken van acne bestrijden.

Homeopathie: het is gebaseerd op de levering van dermocosmetische producten, diëten of antibiotica, die in het homeopathisch kantoor worden gemaakt om de verschillende oorzaken van acne te bestrijden.

Voor hirsutisme

Kruiden: u moet voor elke kwart liter water een thee zetten met een theelepel kruiden. De aangegeven kruiden zijn: zwarte cohosh, zaagpalmetto, kuisboom en muntthee.

Glycerine: glycerine-extract bestrijdt het uiterlijk van overtollig lichaamshaar.

Acupunctuur: kleine, kleine naalden worden op strategische punten van het lichaam geplaatst om de haargroei te remmen.

* Acupunctuur
* Reflexologie
* Hypnose
* Homeopathie

* **Acupunctuur**: wanneer het huidmembraan breekt, wordt de productie van endorfines geactiveerd, waardoor de eetlust onmiddellijk en langdurig wordt verminderd.
* **Acupressuur**: druk in verschillende delen van het lichaam vermindert ook het gevoel van honger, vooral die veroorzaakt door angst.
* **Hypnose**: neem je mee om het nieuwe beeld van jezelf te projecteren, degene die je elke dag in de spiegel zou willen zien. Daarom, wanneer je de trance verlaat, ben je klaar om alles te doen wat nodig is om het te krijgen.
* **Reflexologie**: specifieke delen van de voetzool worden ingedrukt om de organen te stimuleren die verantwoordelijk zijn voor het onderdrukken van de eetlust.

Onderwerp V: Climacterisch

Mannelijk en vrouwelijk

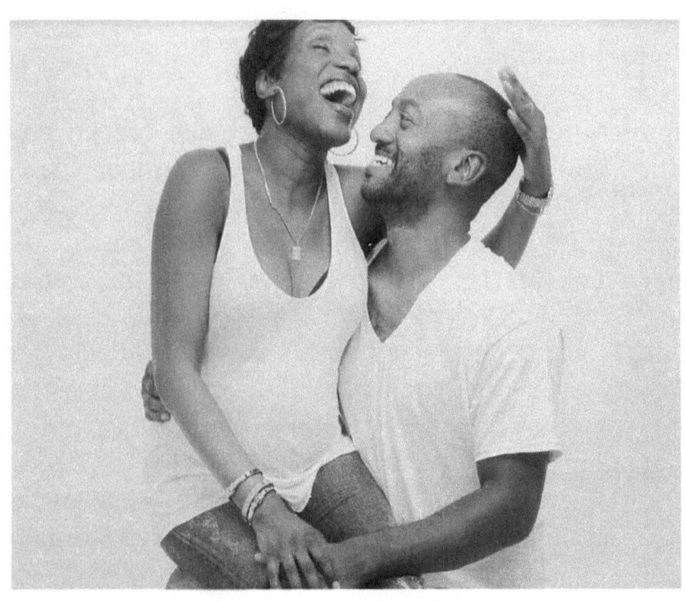

Het klimaat vindt plaats, zowel bij mannen als vrouwen, op middelbare leeftijd. Het is een permanente en onomkeerbare verandering teweeggebracht door het verstrijken van de jaren en met als resultaat het stoppen van de reproductieve functie bij vrouwen en de afname van de seksuele functie bij mannen.

Deze periode beslaat vele jaren, omdat het begint met de pre-menopauze, het wordt verlengd door de menopauze zelf en gaat door tot het einde van de postmenopauze.

De veranderingen die worden gegenereerd als gevolg van de climacterie zijn zowel biologisch, psychologisch, emotioneel en sociaal.

Soorten climacterie

Mannelijke climacterie: ook bekend als andropause, de mannelijke climacterie vindt plaats na de leeftijd van vijftig. Het lichaam produceert minder testosteron en de man begint symptomen te ervaren die zeer vergelijkbaar zijn met die zich manifesteren in de postmenopauze bij vrouwen. Onder hen zijn de afname van het libido, lagere intellectuele prestaties en verminderde vitaliteit.

Climaterio vrouwelijk: op deze manier worden alle veranderingen genoemd die bij vrouwen voorkomen, van pre-menopauze tot postmenopauze. Binnen de climacterie komt de menopauze voor, maar het zijn geen synoniemen. In het algemeen komt het climacteric iets voor de leeftijd van vijftig aan.

Menopauze: is de term die wordt gebruikt Om te verwijzen naar de laatste menstruatie die een vrouw had. De menopauze speelt zich midden in het klimaat af, dus het is noch je startpunt, noch het laatste moment ervan. Het wordt veroorzaakt door het stoppen van vrouwelijke hormonen door de eierstokken, en in tegenstelling tot wat er bij mannen gebeurt, beëindigt de menopauze het reproductieve vermogen van vrouwen. Echter, se denomina de esta forma a todos los cambios que ocurren en la mujer desde la pre-menopausia hasta la postmenopausia. Dentro del climaterio, ocurre la menopausia, pero no son sinónimos. En términos generales, el climaterio llega un poco antes de los cincuenta años.

Vroege menopauze: is wanneer het voorkomt tussen eenenveertig en zevenenveertig jaar oud. Vroege menopauze heeft niet noodzakelijk gevolgen voor de gezondheid, omdat het binnen de verwachte leeftijdscategorie ligt. Vroege

Menopauze: dit wordt op deze manier overwogen wanneer het vóór de leeftijd van veertig gebeurt. De fysieke trigger is dezelfde als in de normale menopauze, alleen dat deze vroeg kan optreden wanneer de vrouw een ovariële verwijderingsoperatie heeft ondergaan of na chemotherapie of radiotherapie. Genetica kan ook het uiterlijk beïnvloeden. Hoewel het niet altijd een probleem inhoudt, zijn tests nodig om de oorzaak van het vroege begin van de menopauze te detecteren. Een ding om in gedachten te houden is dat het niet altijd zwangerschap voorkomt, omdat het vrijkomen van een ei willekeurig kan gebeuren, dus anticonceptiemethoden moeten worden gebruikt totdat de arts bepaalt dat er geen kans meer is op het vrijkomen van eieren .

Hoofdstuk 2

Meest voorkomende oorzaken

Onder de factoren die worden geassocieerd met vroege climacterie, vinden we die van erfelijke aard, die gerelateerd zijn aan levensgewoonten en endocrine.

Erfgoed

Als er een familiegeschiedenis van deze aandoening is, is het zeer waarschijnlijk dat de vrouw deze ook heeft.

Gewoonten van het leven

Roken, door het leven met ongeveer twee jaar te verkorten, leidt ook tot een climacterie die eerder komt dan verwacht. Aan de andere kant is het ook verantwoordelijk voor het intenser lijden van de symptomen van de menopauze.

Endocriene oorzaken

Endocriene ziekten zijn sterk verbonden met de vroege climacterie omdat beide problemen afhankelijk zijn van de aanwezigheid of afwezigheid van hormonen. De meest verbonden met dit probleem zijn:

• Insulineresistentie

• Polycysteuze eierstokken

• Hypothyreoïdie

• Ziekte van Cushing

• Hypogonadisme

• Gigantisme of acromegalie

Medische oorzaken

Bepaalde medische procedures hangen nauw samen met het vroegtijdig verschijnen van de climacterie. Zij zijn:

Chemotherapie of bekkenstraling: behandelingen tegen kanker kunnen de structuur van de eierstok beschadigen en ervoor zorgen dat ze stoppen met het produceren van eieren, tijdelijk of permanent.

Chirurgie Om de baarmoeder Te verwijderen: ook bekend als een hysterectomie, zorgt deze operatie ervoor dat de eierstokken ongeveer twee jaar eerder stoppen met het produceren van eieren dan op tijd wordt overwogen.

Chirurgie om de eierstokken te verwijderen: het effect is onmiddellijk, omdat het hormonale niveau abrupt daalt met deze operatie. De menstruatie stopt en de menopauze komt aan, ongeacht de leeftijd.

Man en vrouw zijn verschillend, en hun manier van leven volgens het climacterische, vroeg, vroeg en normaal, is geen uitzondering. Elk van hen lijdt aan symptomen die een verband kunnen hebben en die zelfs op bepaalde punten kunnen worden gevonden, maar ze zijn verschillend.

Veel voorkomende symptomen bij de mens
• Demotivatie
• Gebrek aan energie
• Verlies van spierkracht
• Slaap na het eten
• Haaruitval

Veel voorkomende symptomen bij vrouwen
• Menstruatiestoornissen
• Opvliegers
• Slapeloosheid
• Vermoeidheid
• Depressie
• Prikkelbaarheid

Hoewel het mogelijk is dat een man sterke angst ervaart en het verlangen om onverklaarbaar te huilen, is de meest voorkomende dat symptomen van een nerveuze en psychologische aard bij vrouwen manifesteren, terwijl fysiologische symptomen door mannen worden ervaren.

Hoofdstuk 4

Bijbehorende voorwaarden

De omstandigheden die zich voordoen bij de komst van de climacterie zijn de volgende:

Obesitas: het metabolisme vertraagt en lichaamsmassa wordt gewonnen. Dit is deels te wijten aan de afname van oestrogeen en de lagere energieslijtage geassocieerd met leeftijd.

Hypertensie: de meest geaccepteerde theorie is gekoppeld aan de toename van de lichaamsmassa, waardoor de druk om bloed naar het hart te pompen groter wordt.

Dyslipidemie: de afname van oestrogeen betekent dat het bloed niet langer effectief wordt gereinigd, zodat voedsel dat lipiden bevat die worden ingenomen in het lichaam achterblijft en schade veroorzaakt.

Diabetes: oestrogenen hebben de functie om het bloed en de bloedvaten schoon te houden en met hun suiker- en lipidewaarden binnen normale grenzen. Door de aanwezigheid in het lichaam te verminderen, kan insulineresistentie optreden en tot diabetes leiden.

Hypothyreoïdie: door hormonale veranderingen begint de schildklier te falen en gaat af.

Dementie: hormonale veranderingen hebben rechtstreeks invloed op de psychologie. Daarom is het gebruikelijk om zonder reden van lachen naar huilen te gaan. Als deze symptomen niet worden behandeld, kunnen ze leiden tot dementie.

Hoofdstuk 5

Botsing

Osteoporose: tijdens de climacterie is wanneer meer botmassa verloren gaat. Dit leidt tot breukrisico's. Er zijn echter natuurlijke manieren om dit proces om te keren en een volledig gezond leven te leiden. Ten eerste wordt aanbevolen om weinig impact uit te oefenen, dat wil zeggen gelokaliseerde gymnastiek. Dit soort routine van lichamelijke activiteit laat de spier groeien, dus beschermt en regenereert botmassa. In tegenstelling tot de theorie van de beste manier om calcium te verkrijgen is via zuivelproducten, is het laatste onderzoek geneigd tot een veganistisch dieet. Bepaalde groenten bevatten meer dan twee keer zoveel calcium als melkproducten. Een heel duidelijk voorbeeld hiervan is peterselie. Aangezien koffie een zeer krachtig ontkalkingsmiddel is, wordt ten slotte aanbevolen dit te vermijden.

Ischemische hartziekte: de verslechtering en mogelijke obstructie van de kransslagaders heeft een oplossing van natuurlijke methoden. Een aërobe routine en de eliminatie van zittend gedrag op het werk en in de vrije tijd wordt aanbevolen. Na twee maanden na het starten van het oefenprogramma, zult u de verbeteringen beginnen op te merken.

Onvruchtbaarheid: totale onvruchtbaarheid is voor vrouwen, terwijl mannen hun vermogen om te fokken zien verminderen. Dit zijn directe gevolgen van het klimaat en zijn onomkeerbaar. Zodra de eieren stoppen met produceren, is er geen manier om opnieuw vruchtbaar te zijn.

Seksuele disfunctie: het verlies van potentie en seksueel verlangen geassocieerd met de climacterie kan worden hersteld door voedingsmiddelen die het libido verhogen en een betere bloedtoevoer naar de mannelijke geslachtsorganen mogelijk maken. Onder hen vinden we ui, zeevruchten en gember.

Depressie: hormonale veranderingen beïnvloeden zowel de vrouwelijke als mannelijke psychologie. Gelukkig zijn er maatregelen die kunnen worden genomen om de effecten van het gevoel van extreem verdriet veroorzaakt door depressie tegen te gaan. Het beoefenen van een sport die ons motiveert, nieuwe vrienden maken en in nauw contact blijven met degenen die we al hebben en zonlicht ontvangen, zijn drie basismaatregelen om deze nieuwe levensfase te beginnen.

Drugs

Andropauze hormoonvervangingstherapie:

In de mannelijke climacterie komen de belangrijkste symptomen voort uit de afname van testosteronniveaus, dat bij uitstek het mannelijke hormoon is. Wanneer dit hormoon laag is, resulteren de symptomen voornamelijk in klachten over seksuele functie. De hormoonvervangingstherapie is in dit geval gebaseerd op het toedienen van testosteron of zijn analogen om deze niveaus te herstellen en de mannelijke functie te herstellen. De volgende voorbereidingen zijn momenteel beschikbaar:

• **Testosteronesters (deze esterenanthaat):** dit komt elke 21 dagen in een olieachtig preparaat voor intramusculaire toediening, omdat het langzaam wordt geabsorbeerd.

• **Testosteronundecanoaat:** het is ook een van de testosteronesters, maar het wordt meerdere keren per dag oraal toegediend omdat het metabolisme ervan snel is. Er zijn langzamere presentaties beschikbaar in injecties.

• **Transdermale testosteron:** dit type testosteron wordt rechtstreeks in gels of pleisters op de huid toegediend. Gels worden bij voorkeur vroeg in de ochtend op.de oksels, schouders en buik aangebracht en u moet minstens 6 uur wachten om het gebied nat te maken. Het is een behandeling die constante afgifte van testosteron uit de huid in het bloed mogelijk maakt, aanbevolen bij patiënten ouder dan 40 jaar.

Testosteron moet met voorzichtigheid worden toegediend, omdat de bijwerkingen ervan hartproblemen en prostaatpathologieën omvatten.

Therapie voor de vrouwelijke klimatologie:

De behandeling van de menopauze zal afhangen van hoe de patiënt deze ervaring beleeft. Als de symptomen niet hinderlijk zijn of uw kwaliteit van leven schaden, is de therapie gebaseerd op niet-farmacologische maatregelen zoals: bevorder een gezond dieet zonder vetten en kruiden, voer regelmatig aerobe lichamelijke oefeningen uit zoals gymnastiek of fietsen, vermijd gewoonten gezond als roken of overmatig drinken van alcohol en koffie, andere ziekten bestrijden die aan hypertensie lijden, regelmatig testen op osteoporose en borstkanker uitvoeren en een positieve levenshouding hebben.

Als de symptomen echter hinderlijk zijn voor de patiënten, wordt een hormonale substitutietherapie aanbevolen. Dit moet beginnen met de minimale effectieve dosis en is gericht op de behandeling van vasomotorische symptomen (opvliegers) en urogenitale (vaginitis, jeuk, ontsteking) als gevolg van oestrogeendeficiëntie.

Oestrogeentherapie wordt aanbevolen bij vrouwen vóór de leeftijd van 60 jaar, maar ook voor korte perioden, omdat het gepaard gaat met bepaalde risico's, zoals een verhoogde incidentie van borst- en endometriumkanker.

Combinaties van:

• **Oestrogenen alleen:** verminder de symptomen van pijn, opvliegers, opvliegers, jeuk en vaginale infecties en verbeter osteoporose.

• **Oestrogenen en progestagenen:** ze hebben dezelfde oestrogene effecten die al zijn beschreven. Gecombineerde progestagenen worden gebruikt wanneer de vrouw niet is hysterectomized, om de effecten van overmatig oestrogeen tegen te gaan.

• **Tibolon:** het is een geneesmiddel dat bij binnenkomst in het lichaam wordt omgezet in derivaten van El tratamiento de la menopausia va

Onder de mogelijke bijwerkingen kunnen we visuele stoornissen, pruritus, braken, oedeem, gewichtstoename, verhoogd cardiovasculair risico, dyslipidemie en verhoogd risico op veneuze obstructie (trombose) vinden.

Operaties

De laatste tijd is er een sterke opkomst van operaties die verband houden met het tegengaan van de zichtbare effecten van de menopauze. We benadrukken het volgende:

Esthetiek: het lichaam stopt met de productie van collageen, zodat de huid wordt verfijnd en het uitzakken optreedt. Om het om te keren zijn er gezichts- en nekverjongingsoperaties. Door til- of injectietechnieken wordt het weelderige uiterlijk teruggegeven aan het gezicht.

Haarimplantaten: omdat degenen die het meeste haar verliezen mannen zijn, blijken ze de meest talrijke cliënten van deze behandeling te zijn. Het bestaat uit het implanteren van haar van bevolkte delen van het hoofd tot die die haar hebben verloren. Lokale anesthesie wordt gebruikt om te presteren. De aandoeningen die zijn gevonden als gevolg van deze behandeling zijn infecties en de verergering van het probleem van kaalheid als een voorafgaand evaluatieconsult van de patiënt niet wordt uitgevoerd.

Genitaliën: ze hebben zowel een esthetisch als functioneel doel. Hoewel ze het zichtbare uiterlijk van de geslachtsorganen verbeteren, lossen ze ook problemen op zoals urine-incontinentie. Ze helpen het zelfvertrouwen te verbeteren dankzij een jeugdige uitstraling in het gebied. Mannen kunnen ook meerdere genitale cosmetische ingrepen uitvoeren, waaronder penisvergroting en verdikking, evenals scrotale tillen, naast andere opties. De voordelen zijn gericht op een betere seksuele functie, terwijl de risico's juist het tegenovergestelde kunnen zijn: verlies van genitale sensatie, zowel bij mannen als vrouwen, als gevolg van zenuwschade in het gebied.

Elke fase van het leven heeft zijn charmes en uitdagingen. Het goede nieuws is dat lichaamsbeweging ons in al deze situaties kan begeleiden. We moeten gewoon voorzichtig zijn om er een te maken die geschikt is voor het moment dat we doormaken. De climacterie gaat gepaard met bepaalde beperkingen bij het uitvoeren van de oefeningen die we tot nu toe wisten. Maar het gaat niet om ze in de steek te laten, maar om ze aan te passen aan ons nieuwe leven.

Opdat de oefening permanent effectief zou zijn, moet deze elke dag worden uitgevoerd, ten minste vijf dagen per week en gedurende ten minste veertig minuten

Mobiliteit mogelijkheden

Omdat de reactiesnelheid van het lichaam afneemt, worden oefeningen aanbevolen die u in uw eigen tempo kunt doen. Onder hen benadrukken we:

- Lopen
- Zwemmen
- Zumba
- Gelokaliseerde gymnastiek
- Vaste fiets
- Gewichtheffen
- Buikspieroefeningen

Complicaties en bijbehorende ziekten

Menopauzale ziekten zelf kunnen een belemmering vormen voor lichamelijke inspanning. Onder hen zijn:

- **Osteoporose**
- **Opvliegers**
- **Slapeloosheid**

Rekening houden met deze factoren helpt ons om voorzichtig te zijn bij het deelnemen aan een trainingssessie. Ten eerste kan osteoporose botbreuken veroorzaken, dus we zullen niet kiezen voor een overgeslagen aerobe klasse of een zeer veeleisende dansles. Om opvliegers te voorkomen, moeten we bereid zijn met weinig kleding te sporten. De verkeerde overtuiging dat de vacht ons meer doet afvallen door overmatige transpiratie, leidt ertoe dat we onszelf te veel opwarmen in het gebied van de thorax en de armen. Deze beslissing zal ons alleen maar doen stikken en de oefensessie moeten onderbreken. Een andere factor is altijd goed gehydrateerd zijn. Ten slotte moeten we de oefening in ons voordeel gebruiken om slapeloosheid te voorkomen. De manier om dit te bereiken is door bij voorkeur 's nachts te oefenen en nooit een isotone drank te drinken om te hydrateren, omdat het ons te veel opwindt, maar water zal ons beste bedrijf zijn.

Voordelen met de gecombineerde routines van cardio, uithoudingsvermogen, elasticiteit en flexibiliteit.

De oefening moet worden opgevat als een holistische praktijk, zodat de vier belangrijkste vaardigheden aanwezig moeten zijn. Aerobics moeten elke dag zijn, evenals die van elasticiteit en flexibiliteit, terwijl ze twee keer per week voldoende zijn voor weerstand, omdat het gewichtheffen inhoudt en het lichaam moet herstellen.

De voordelen van lichamelijke activiteit in deze levensfase zijn veelvoudig:

• Verbetert de stemming en verhoogt het zelfrespect
• Verhoogt behendigheid en coördinatie (inclusief hersencoördinatie)
• Help je beter te slapen
• Verhoogt de longcapaciteit
• Houdt gewicht op afstand
• Verbetert de gezondheid van de huid
• Regelt de darmtransit
• Voorkomt hart- en vaatziekten
• Voorkomt osteoporose

Hoofdstuk 8

Dieetmaatregelen

Het nemen van dieetmaatregelen om de climacterie te doorstaan is iets dat ons zal helpen ziekten te voorkomen, symptomen van geïnstalleerde anderen te verlichten en een stemming te verbeteren die niet altijd met ons mee wil.

Afrodisiaca

De afrodisiaca hebben de taak om het seksuele verlangen terug te geven aan mensen die het om lichamelijke of emotionele redenen hebben verloren. Ze zijn zeer effectief, maar we moeten niet vergeten dat ze liefde niet vervangen, maar juist verhogen. Dus zonder liefde is weinig het effect dat ze zullen doen. De meest populaire afrodisiaca zijn:

- Andes Maca
- Ginseng
- Koffie
- Chocolade (met cacao)
- Datums
- Noten
- Saffraan
- Royal Jelly
- Mint

Uitgebalanceerd dieet

Het uitgebalanceerde dieet is niet een dat koolhydraten of calorietekorten heeft, maar dat alles in zijn juiste mate omvat. Wat een dieet met deze kenmerken moet omvatten, is:

166

Koolhydraten: zorgen voor energie

Eiwitten: vormen spiermassa en herstellen weefsels

Onverzadigde en meervoudig onverzadigde vetten: transporteer vitamines en reinig ons van slechte cholesterol

Vitaminen en mineralen: ze laten de systemen van ons lichaam optimaal werken.

Verjongende diëten

Het zijn die met natuurlijke antioxidanten, die het effect van vrije radicalen tegengaan. Dergelijke antioxidanten zijn te vinden in:

- Sinaasappelen
- Mango's
- Wortelen
- Pompoen
- Zoete aardappel
- Courgette
- Broccoli
- Noten
- Zaden
- Spinazie
- Boerenkool
- Groene bladgroenten
- Melk
- Boter
- Eieren
- Roze grapefruit
- tomaten
- Watermeloen
- Granen
- Papaja's

- Aardbeien
- Vis
- Volkorenbrood
- Kiwi's

Natuurlijke fytohormonen Ze zijn een steeds Meer geaccepteerd alternatief voor hormoonvervangingstherapie, vanwege de risico's van kanker die het bevat. Fytohormonen zijn plantenhormonen die de functies vervullen die oestrogeen en testosteron, die stoppen met de productie in de nodige hoeveelheden in het klimaat, in ons lichaam vervullen. We kunnen ze vinden in:

- Soja
- Granen
- Schisandra-bessen
- Groene thee
- Hop

Meest aanbevolen voorbereidingen

De manier waarop we voedsel bereiden is essentieel Om voedingsstoffen beter te gebruiken. Enkele tips om er het maximale uit te halen zijn:

- Kies seizoensfruit en –groenten
- Zeef de peulvruchten en groenten niet, maar gebruik alleen water om op te nemen
- Al dente Token
- Snijd of rasp verse groenten en fruit om op dit moment te consumeren

Menu voorbeelden

Ontbijt: volkoren brood met kaas en een kopje yoghurt
Lunch: vis met aardappelen en gebakken zoete aardappelen

Snack: kaastaart gemaakt met natuurlijke zoetstof; groene thee
Diner: wortel, broccoli en prei stoofpot, gekookt in tomatensaus

Aantrekkelijke en gezonde culinaire recepten

Gebakken champignons en courgette

- 1 blikje kleine champignons
- 1 teentje knoflook
- ½ Ui
- 1 courgette
- Olijfolie
- Aceite de oliva
- Pimienta de cayena

Snijd de knoflook in kleine stukjes zonder het centrale deel. Snijd de ui in brunoise en in blokjes gesneden courgette met je huid. Snijd de champignons doormidden. Verhit de olijfolie in één in een pan. Doe de knoflook en ui tot ze nauwelijks bruin zijn. Voeg de champignons toe. Voeg ten slotte de courgette toe en laat ze koken tot ze zacht zijn. Zet het vuur uit en voeg cayennepeper toe

Waterkers, watermeloen, meloen en avocadosalade
Benodigde hoeveelheden waterkers, watermeloen, meloen en avocado. Je moet gewoon de vruchten in blokjes snijden, de zaden verwijderen en in een kom doen. Voeg waterkers toe en bestrooi met citroensap.

.

Hoofdstuk 9

Vitaminen en mineralen

Er is een bepaalde groep vitamines en mineralen die aanwezig moet zijn in het climacterische dieet. Ze helpen de goede werking van het hormonale systeem, in de stemming en bij de preventie van ziekten die verband houden met deze periode.

Vitaminen

- Vitamine C
- Vitamine E

Vitamine C helpt bij de productie van oestrogeen en vitamine E vermindert opvliegers, regelt zweten en bestrijdt de angst die tot slapeloosheid leidt.

Mineralen

Calcium - de juiste hoeveelheid voor vrouwen in de climacterie is dagelijks tussen 1200 en 1500 mg om osteoporose te voorkomen.

Voedingsmiddelen met vitamine C

- Dadelpruimen
- Knoflook
- Aardbeien
- Citrus
- Acerola-bessen
- Zwarte bes
- Kiwi
- Guave

* Paprika's
* Papaja's
* Meloen
* Amalaki
* Spruitjes

Voedingsmiddelen met vitamine E

* Groene bladgroenten
* Noten
* Tarwe-, saffloer-, maïs-, soja- en zonnebloemolie
* Zaden

Voedingsmiddelen met calcium
* Zuivel
* Noten
* Groene bladgroenten
* Kiwi
* Aardbeien
* Frambozen
* Breva's
* Fig
* Pruimen
* Citroenen
* Krenten
* Papaya
* Blauwe vis
* Garnalen
* Tofu
* Zaden
* Eieren

Gunstige planten

De planten die ons tijdens de climacterie ten goede komen, zijn in staat om de ziekten die met deze fase gepaard gaan, tegen te gaan, evenals onze hormonale functie te beheersen en symptomen zoals opvliegers en verdriet te beheersen.

Vetverbrandende planten

- Ginseng
- Cayennepeper
- Paardebloem
- Zwarte peper
- Kurkuma
- Mosterd
- Kaneel
- Kardemom
- Gember
- Komijn

Planten die hormonen stimuleren

- Paardebloem

- Peterselie

- Sarsaparilla

- Kelp

- **Alfalfa**

Planten tegen verdriet

- Melisa

- Sint-janskruid

- Ginseng

- Valeriaan

- Ylangylang

- Lavendel

- Kamille

- Papaver

- Estragon

- Salie

Planten in slaap vallen

- Passiebloem

- Linden

- Kamille

- Rosemary

- Mint

- Citroenmelisse

- Lavendel

- Melissa

- Valeriaan

- Ginseng

Planten die energie leveren

- **Rosemary**

- Aloë Vera

- Yerba mate

- Infusie van ginseng en kaneel

- Guarana

Planten voor opvliegers

- Weide klaver

- Salie

- Cimicifuga

- Hop

- Chasteberry

- Teunisbloem

- Herderstas

- Cimicifuga

- Chia

Sommige bedrijven, zoals Life, maken supplementen op basis van natuurlijke producten. Het voordeel is dat u in één capsule zoveel voedingsstoffen kunt krijgen als nodig. Bovendien betekent de concentratie van de componenten dat u de consumptie van deze voedingsstoffen niet hoeft aan te vullen met andere voedingsmiddelen.

Evo-wei-eiwit: is wei-eiwitconcentraat. Het genereert energie, biedt kracht en kracht de vorming van spiermassa. Op zijn beurt activeert het de stofwisseling zodat het de belangrijkste functies die ermee overeenkomen, versnelt en vervult.

Ik ben Protein Isolate 2.0: het is plantaardig eiwit Van sojabonen geïsoleerd. Het helpt de Spierontwikkeling, dus het zal de kwaliteit van onze fysieke oefeningen verbeteren, ons in staat

Stellen meer gewicht te tillen, we zullen sterker zijn en meer calorieën verbranden.

Vitamine D3 4000 IE: is een vitamine D-concentraat dat in parels wordt geleverd. Het biedt de nodige spierkracht om te kunnen verbeteren in fysieke oefeningen, iets wat van vitaal belang is in de menopauze.

Ultra Omega-3: biedt omega 3-vetzuren, helpt de hersenen goed te functioneren, houdt het cholesterolgehalte in het bloed onder controle en helpt bij het gezichtsvermogen.

Als we de voorkeur geven aan natuurlijke behandelingen en weg van de traditionele geneeskunde met zijn procedures en medicijnen, kunnen we kiezen voor een alternatieve therapie om ons te helpen omgaan met de symptomen van climacterie.

Gedragstherapieën

• **Blootstellingstechnieken:** de patiënt wordt geconfronteerd met de factor die angst veroorzaakt. Het dient om fobieën en angst te bestrijden.

• **Systematische desensibilisatie:** het probeert angst te bestrijden door gedragingen te genereren die voorkomen.

• **Cognitieve herstructurering:** de gedachten van de patiënt worden aangepast zodat hij zijn psychische aandoeningen verlicht door ze weg te nemen.

Stressbeheersing

• **Lachtherapie**

• **Aromatherapie**

• **Infusies**

• **Meditatie**

• **Yoga**

• **Cryotherapie** (gebruikt koude om het lichaam te stimuleren om serotonine, endorfines en dopamine vrij te geven)

• **Pressotherapie** (gebruikt de techniek van luchtcompressiemassage om de ledematen te laten rusten)

Ontspanningstherapieën

- Ademhaling met het membraan
- Meditatie
- Geleide verbeelding
- Mindfulness

Angstbeheersing

- Aromatherapie
- Homeopathie
- Lachtherapie
- Bachbloesems
- Fytotherapie

Depressiecontrole

- Voedingssupplementen (magnesium, vitamine B, Omega 3-vetten)

- Lichttherapie (de patiënt moet worden blootgesteld aan zonlicht)

- Lichaamsbeweging

Lichaamsbeeld

• Accepteer het lichaam zelf

• Maak een lijst met positieve aspecten van uw lichaam

• Omring jezelf met mensen die je accepteren en respecteren

• Behandel uw lichaam met respect, te beginnen met voedsel

Gevoel van eigenwaarde

• Reiki
• Chromotherapie
• Aromatherapie
• Lachtherapie
• Abracotherapie

Ergotherapie

Het gaat erom de persoon die een of andere beperking heeft, bezet, fysiek of cognitief, bezig en bezig te houden. Het richt zich op het verbeteren van de capaciteiten van de persoon, zodat ze zich in staat voelen te re-integreren in de sociale en werkwereld.

Onderwerp I. Diabetes

Hoofdstuk 1. Definitie
https://www.who.int/es/news-room/fact-sheets/detail/diabetes
https://kidshealth.org/es/kids/type1-esp.html

Hoofdstuk 2. Meest voorkomende oorzaken
https://www.niddk.nih.gov/health-information/informacion-de-la-salud/diabetes/informacion-general/sintomas-causas
http://www.diabetes.org/es/informacion-basica-de-la-diabetes/diabetes-gestacional/que-es-la-diabetes-gestacional.html
http://www.cadime.es/es/noticia.cfm?iid=hiprglucemias-medicamentos#.XQFkk9IzaM8

Hoofdstuk 3. Meest voorkomende symptomen
https://es.wikipedia.org/wiki/Polidipsia
https://www.msdmanuals.com/es/professional/trastornos-urogenitales/s%C3%ADntomas-de-los-trastornos-urogenitales/poliuria
https://www.semiologiaclinica.com/index.php/articlecontainer/motivosdeconsulta/126-polifagia
https://www.mayoclinic.org/es-es/diseases-conditions/itchy-skin/diagnosis-treatment/drc-20355010
https://www.niddk.nih.gov/health-information/informacion-de-la-salud/diabetes/informacion-general/sintomas-causas

Hoofdstuk 4. Voorwaarden met betrekking tot gebrek aan controle

https://www.mayoclinic.org/es-es/diseases-conditions/yeast-infection/symptoms-causes/syc-20378999
https://cuidateplus.marca.com/enfermedades/urologicas/balanitis.html
https://medlineplus.gov/spanish/ency/article/000521.htm
http://www.diabetes.org/es/vivir-con-diabetes/complicaciones/complicaciones-en-la-piel.html
http://www.diabetes.org/es/vivir-con-diabetes/tratamiento-y-cuidado/higiene-y-salud-bucal/la-diabetes-y-los-problemas-de-salud-bucal.html

Hoofdstuk 5. Natuurlijke gevolgen, preventie en aanbevelingen om ze te beheersen

https://www.mayoclinic.org/es-es/diseases-conditions/peripheral-neuropathy/symptoms-causes/syc-20352061
https://cuidateplus.marca.com/enfermedades/ginecologicas/disfuncion-sexual-femenina.html
https://www.niddk.nih.gov/health-information/informacion-de-la-salud/enfermedades-urologicas/disfuncion-erectil/prevencion
https://cuidateplus.marca.com/enfermedades/urologicas/impotencia-disfuncion-erectil.html
http://www.kidneyfund.org/en-espanol/enfermedad-de-los-rinones/tipos/enfermedad-de-los-rinones-cronica.html
http://www.revcardiologia.sld.cu/index.php/revcardiologia/article/view/566/723
https://fundaciondelcorazon.com/informacion-para-pacientes/enfermedades-cardiovasculares/cardiopatia-isquemica.html
https://medlineplus.gov/spanish/diabeticfoot.html
https://medlineplus.gov/spanish/diabeticfoot.html
http://www.hoy.com.ec/remedios-caseros-para-la-disfuncion-erectil/
https://www.kidney.org/es/atoz/content/como-afecta-al-cuerpo-la-insuficiencia-renal
https://mejorconsalud.com/preparar-5-remedios-naturales-las-ulceras-del-pie-diabetico/

Hoofdstuk 6. Behandelingen

https://es.familydoctor.org/medicamentos-orales-para-la-diabetes/
http://cirugiavascularactual.blogspot.com/2007/08/pie-diabtico-clasificacin-etapificacin.html
http://www.diabetes.org/es/vivir-con-diabetes/tratamiento-y-cuidado/transplantes/trasplante-de-pncreas.html

Hoofdstuk 7

https://www.elsevier.es/es-revista-avances-diabetologia-326-articulo-efecto-del-ejercicio-fisico-sobre-S1134323012000385
https://www.elsevier.es/es-revista-endocrinologia-nutricion-12-articulo-impacto-actividad-fisica-sobre-el-S1575092210000525
https://www.webconsultas.com/ejercicio-y-deporte/ejercicio-y-enfermedad/ejercicios-recomendados-en-personas-con-diabetes
https://lopezdoriga.com/vida-y-estilo/diferencia-entre-flexibilidad-y-elasticidad/

Hoofdstuk 8. Dieetmaatregelen

http://www.diabetes.org/es/alimentos-y-actividad-fisica/alimentos/que-voy-a-comer/comprension-de-los-carbohidratos/contar-carbohidratos.html
https://www.dietistasnutricionistas.es/indice-glucemico-la-carga-glucemica/
https://medlineplus.gov/spanish/ency/patientinstructions/000941.htm
http://www.diabetes.org/es/alimentos-y-actividad-fisica/alimentos/que-voy-a-comer/consejos-de-comidas/lea-detenidamente-las-etiquetas.html
https://www.mayoclinic.org/es-es/diseases-conditions/diabetes/in-depth/diabetes-diet/art-20044295
https://www.fundaciondiabetes.org/general/articulo/169/la-alimentacion-en-la-diabetes-tipo-2--plan-semanal-de-alimentacion
https://misrecetasparadiabeticos.com/ensaladas-diabeticos/

Hoofdstuk 9. Vitaminen en mineralen

https://www.niddk.nih.gov/health-information/informacion-de-la-salud/diabetes/informacion-general/nutricion-alimentacion-actividad-fisica/conteo-carbohidratos
http://diabetesdietas.com/diabetes-minerales-vitaminas-reducen-la-diabetes/

Hoofdstuk 10. Geneeskrachtige planten

https://www.cuerpomente.com/salud-natural/tratamientos/8-plantas-y-suplementos-que-protegen-frente-a-la-diabetes_161
https://mejorconsalud.com/7-hierbas-te-ayudan-tratar-la-diabetes-tipo-2/
https://www.saludnutricionbienestar.com/berberina-planta-diabetes/
https://holadoctor.com/es/%C3%A1lbum-de-fotos/10-hierbas-aliadas-contra-la-diabetes

Hoofdstuk 11. Producten voor goedgekeurde diabetici
http://fmdiabetes.org/marcas-avaladas/

Hoofdstuk 12. Alternatieve therapieën bij diabetesmanagement

https://cuidateplus.marca.com/medicamentos/2016/03/03/homeopatia-que-sirve-109987.html
https://www.vix.com/es/imj/salud/2011/02/17/medicina-alternativa-para-la-diabetes
https://www.significados.com/ozonoterapia/
https://definicion.de/acupuntura/
https://www.botanical-online.com/medicina-natural/flores-bach-diabetes
http://www.redgdps.org/guia-de-diabetes-tipo-2-para-clinicos/6-educacion-terapeutica-en-diabetes-20180917
http://diabeweb.com/blog/18/apoyo-psicologico-diabetes
http://diabetesdietas.com/cuando-asistir-grupo-apoyo-la-diabetes/

Onderwerp II zwaarlijvigheid

Hoofdstuk 1. Concept

https://www.healthychildren.org/Spanish/health-issues/conditions/obesity/Paginas/body-mass-index-formula.aspxhttps://obymed.es/tipos-de-obesidad/

Hoofdstuk 2. Meest voorkomende oorzaken

https://www.elconfidencial.com/alma-corazon-vida/2016-10-06/medicamentos-engordan_1270838/
https://www.elsevier.es/es-revista-endocrinologia-nutricion-12-articulo-funcion-endocrina-obesidad-S1575092211002361
https://www.mayoclinic.org/es-es/diseases-conditions/cushing-syndrome/symptoms-causes/syc-20351310
https://www.sanitas.es/sanitas/seguros/es/particulares/biblioteca-de-salud/dieta-alimentacion/adelgazar-sobrepeso/hipotiroidismo-obesidad.html
https://www.mayoclinic.org/es-es/diseases-conditions/male-hypogonadism/symptoms-causes/syc-20354881
https://www.fesemi.org/informacion-pacientes/conozca-mejor-su-enfermedad/acromegalia-y-gigantismo
https://www.intramed.net/contenidover.asp?contenidoid=94048
http://obesidadinfantil.consumer.es/web/es/padres_obesos/1.php
https://www.elsevier.es/es-revista-endocrinologia-nutricion-12-articulo-obesidad-adipogenesis-resistencia-insulina-
https://laboratoriosniam.com/la-estrecha-relacion-entre-sop-y-obesidad/
https://www.mayoclinic.org/es-es/diseases-conditions/male-hypogonadism/symptoms-causes/syc-20354881

Hoofdstuk 3. Meest voorkomende symptomen

https://cuidateplus.marca.com/enfermedades/ginecologicas/amenorrea.html
https://kidshealth.org/es/teens/acanthosis-esp.html
https://portal.hospitalclinic.org/enfermedades/obesidad/sintomas

https://www.mayoclinic.org/es-es/diseases-conditions/stretch-marks/symptoms-causes/syc-20351139

Hoofdstuk 4. Aanverwante voorwaarden
https://www.cmed.es/actualidad/la-obesidad-y-sus-enfermedades-asociadas_306.html
https://vitaliv.app/esta-relacionado-el-exceso-de-colesterol-con-el-exceso-de-peso/cielo.isciii.es/scielo.php?script=sci_arttext&pid=S1137-66272004000300006
https://funcionales.es/obesidad-dietas-ricas-en-grasa-y-alteraciones-de-la-motilidad-intestinal
http://www.ilsoeducacion.com/150-litiasis-vesicular-y-obesidad
http://www.scielo.org.pe/scielo.php?script=sci_arttext&pid=S1025-55832017000200016
https://cuidateplus.marca.com/enfermedades/digestivas/colon-irritable.html
https://cuidateplus.marca.com/enfermedades/urologicas/litiasis-renal.html
https://www.revistanefrologia.com/es-obesidad-enfermedad-renal-consecuencias-ocultas-articulo-S0211699517300553

Hoofdstuk 5. Gevolgen
https://medlineplus.gov/spanish/metabolicsyndrome.html
https://www.sdpnoticias.com/estilo-de-vida/2015/11/22/hablemos-de-la-osteoartrosis-artrosis-o-enfermedad-articular-degenerativa
https://mejorconsalud.com/6-consejos-para-eliminar-naturalmente-los-acrocordones/
https://www.salud.mapfre.es/enfermedades/dermatologicas/que-son-y-como-tratar-los-acrocordones/
http://chemocare.com/es/chemotherapy/side-effects/Hiperuricemia.aspx
https://www.webconsultas.com/salud-al-dia/esteatosis-hepatica/prevencion-de-la-esteatosis-hepatica

https://www.mayoclinic.org/es-es/diseases-conditions/metabolic-syndrome/symptoms-causes/syc-20351916

Hoofdstuk 6. Behandelingen

https://medlineplus.gov/spanish/ency/patientinstructions/000346.htm
https://www.laparoscopic.md/es/questions/cirugia-bariatrica/cuales-son-los-posibles-efectos-secundarios-de-la-cirugia-bariatrica
https://cuidateplus.marca.com/belleza-y-piel/diccionario/lipoescultura.html
https://www.clinicasobesitas.com/obesidad/cirugia-plastica-obesidad/
https://www.hmhospitales.com/usuario-hm/apuntes-de-salud/cirugia-de-la-obesidad-(bariatrica)
https://www.mayoclinic.org/es-es/tests-procedures/bariatric-surgery/about/pac-20394258

Hoofdstuk 7.Lichamelijke activiteit

www.bbc.com/mundo/noticias/2015/08/150807_salud_recomendaciones_ejercicio_personas_sobrepeso_ig
https://www.clinicasobesitas.com/actualidad/ejercicio-fisico-adaptado-a-la-obesidad/
https://pierdepesoencasa.com/ejercicios-para-obesos-morbidos-sedentarios-casa/

Hoofdstuk 8. Dieetmaatregelen

https://www.elsevier.es/es-revista-offarm-4-articulo-dietas-hipocaloricas-13070732
https://www.fundacionbengoa.org/informacion_nutricion/dietas-moda.asp
https://www.mayoclinic.org/es-es/healthy-lifestyle/nutrition-and-healthy-eating/in-depth/glycemic-index-diet/art-20048478

http://saludyalimentacion.consumer.es/obesidad/alimentos-aconsejados-permitidos-y-limitados
https://encolombia.com/libreria-digital/lmedicina/obesidad-carta/obesicart-gc-capitulo14a/
https://www.hogarmania.com/cocina/recetas/pescados-mariscos/201803/salmonetes-setas-tomates-39424.html

Hoofdstuk 9. Vitaminen en mineralen

https://myemail.constantcontact.com/LA-CARENCIA-DE-VITAMINAS-Y-MINERALES-INFLUYE-PARA-LA-OBESIDAD-EN-ADULTOS.html?soid=1116729122843&aid=eNYZOiXSYkc
https://www.clinicabaviera.com/blog/mundo-bavieraconoce-que-alimentos-tienen-vitamina-a/
https://www.eldiario.es/consumoclaro/comer/frutas-verduras-vitamina-C-naranjas_0_810869830.html
https://www.crbard.com/vab-guide/El-Blog-de-BAV/VitaminaE-beneficios-y-alimentos
https://www.hola.com/cocina/nutricion/200905228505/minerales/calcio/hierro/
https://rpp.pe/lima/actualidad/fortalece-tus-huesos-con-alimentos-ricos-en-calcio-y-vitamina-d-noticia-633557

Hoofdstuk 10. Geneeskrachtige planten

https://www.hogarmania.com/salud/salud-familiar/remedios-naturales/201610/plantas-medicinales-ayudan-quemar-grasa-33845.html
https://mejorconsalud.com/11-mejores-plantas-para-bajar-de-peso/
https://www.portalsalud.com/hierbas-para-la-resistencia-a-la-insulina_13125095/
https://www.hogarmania.com/salud/salud-familiar/remedios-naturales/201610/plantas-medicinales-ayudan-quemar-grasa-33845.html

https://www.salud180.com/salud-z/plantas-medicinales-contra-la-obesidad

Hoofdstuk 11. Natuurlijke supplementen

https://as.com/deporteyvida/2017/06/20/portada/1497954710_295576.html
https://imeoobesidad.com/blog/suplementos-dieteticos-perder-peso/

Hoofdstuk 12. Alternatieve therapieën
https://www.salud180.com/salud-dia-dia/5-terapias-para-controlar-el-estres
https://www.lanacion.com.ar/ciencia/dos-terapias-permiten-corregir-una-imagen-corporal-distorsionada-nid1252757
https://cuidateplus.marca.com/enfermedades/psiquiatricas/trastorno-por-atracon.html
https://medlineplus.gov/spanish/ency/patientinstructions/000874.htm
https://www.efe.com/efe/espana/gente/hedonismo-alimentario-el-placer-por-comer-productos-saludables/10007-2885261
https://www.elsevier.com/es-es/connect/estudiantes-de-ciencias-de-la-salud/tecnicas-cognitivo-conductuales-para-afrontar-el-estres-de-los-examenes
https://cuidateplus.marca.com/belleza-y-piel/diccionario/risoterapia.html
https://cnnespanol.cnn.com/2017/10/17/8-claves-para-acabar-con-la-adiccion-a-los-carbohidratos/

Onderwerp III.
Schildklier

Hoofdstuk 1.Concept
https://medlineplus.gov/spanish/thyroiddiseases.html
https://medlineplus.gov/spanish/hypothyroidism.html
https://www.mayoclinic.org/es-es/diseases-conditions/hashimotos-disease/symptoms-causes/syc-20351855

https://medlineplus.gov/spanish/hyperthyroidism.html
https://medlineplus.gov/spanish/ency/article/001178.htm

Hoofdstuk 2. Meest voorkomende oorzaken

https://www.cuidatutiroides.com/t/hipotiroidismo_hereditarios/
https://www.mayoclinic.org/es-es/diseases-conditions/hyperthyroidism/symptoms-causes/syc-20373659

Hoofdstuk 3. Meest voorkomende symptomen

https://www.mayoclinic.org/es-es/diseases-conditions/hypothyroidism/symptoms-causes/syc-20350284
https://cuidateplus.marca.com/enfermedades/digestivas/hipertiroidismo.html
https://www.mayoclinic.org/es-es/diseases-conditions/hashimotos-disease/symptoms-causes/syc-20351855
https://www.mayoclinic.org/es-es/diseases-conditions/goiter/symptoms-causes/syc-20351829

Hoofdstuk 4. Aanverwante voorwaarden

https://www.navarrozarza.com.mx/?p=420
https://www.sanitas.es/sanitas/seguros/es/particulares/biblioteca-de-salud/prevencion-salud/tiroides-depresion.html
https://www.mayoclinic.org/es-es/diseases-conditions/secondary-hypertension/symptoms-causes/syc-20350679
https://www.mayoclinic.org/es-es/diseases-conditions/hypothyroidism/expert-answers/hypothyroidism/faq-20057789
https://espanol.mercola.com/boletin-de-salud/muchos-sintomas-que-sugieren-una-tiroides-lenta.aspx

Hoofdstuk 5. Gevolgen
https://www.informajoven.org/info/salud/K_7_4.asp

https://comerparavenceralcancer.com/2018/09/25/los-alimentos-basicos-para-vencer-al-cancer/
https://www.cancer.org/es/cancer/cancer-de-tiroides/causas-riesgos-prevencion/prevencion.html
https://www.elsevier.es/es-revista-revista-medica-clinica-las-condes-202-articulo-disfuncion-tiroidea-y-corazon-S0716864015000395
https://www.cuerpomente.com/salud-natural/terapias-naturales/como-prevenir-tiroiditis_2181
https://medlineplus.gov/spanish/ency/article/000683.htm
https://mejorconsalud.com/bebidas-tratar-hipertiroidismo/
https://www.tuasaude.com/es/remedios-caseros-para-el-hipotiroidismo/
https://www.evafertilityclinics.es/novedades-inseminacion-artificial/tiroides-y-fertilidad-femenina/

Hoofdstuk 6. Behandelingen

https://www.hormone.org/pacientes-y-cuidadores/medicines-for-hypothyroidism
https://www.cancer.org/es/cancer/cancer-de-tiroides/despues-del-tratamiento/cuidado-de-seguimiento.html
https://medlineplus.gov/spanish/ency/article/002933.htm
https://www.radiologyinfo.org/sp/info.cfm?pg=radioiodine
https://www.cun.es/enfermedades-tratamientos/cuidados-casa/cuidados-tras-yodo-radiactivo
https://www.barnaclinic.com/blog/cirugia-de-tiroides/cuidados-en-casa-cirugia-de-tiroides/
https://www.cancer.org/es/cancer/cancer-de-tiroides/tratamiento/yodo-radioactivo.html
https://www.barnaclinic.com/blog/cirugia-de-tiroides/complicaciones-frecuentes-cirugia-de-tiroides/
https://medlineplus.gov/spanish/druginfo/meds/a682461-es.html

Hoofdstuk 7. Lichamelijke activiteit

http://scielo.sld.cu/scielo.php?script=sci_arttext&pid=S0864-03002017000300013

https://www.portalsalud.com/ejercicio-afecta-produccion-info_7609/
https://www.barnaclinic.com/blog/cirugia-de-tiroides/recuperacion-cirugia-tiroides-reposo/

Hoofdstuk 8. Dieetmaatregelen
https://www.tuasaude.com/es/dieta-para-la-intolerancia-a-la-lactosa/
https://www.aecat.net/consejos-practicos/terapiacon-yodo-radioactivo/dieta-baja-en-yodo-y-otras-recomendaciones/
https://www.mayoclinic.org/es-es/diseases-conditions/lactose-intolerance/symptoms-causes/syc-20374232
https://www.cuerpomente.com/alimentacion/dieta-terapeutica/recetas-equilibrar-tiroides-hormonas_1778
https://belleza.trendencias.com/?utm_source=bebesymas&utm_medium=network&utm_campaign=favicons
http://www.contigosalud.com/menu-para-hipotiroidismo
https://positive.varilux.es/bienestar/intolerancia-gluten/
https://shawellnessclinic.com/es/shamagazine/recomendaciones-nutricionales-para-hipotiroidismo-e-hipertiroidismo/
https://comerparavenceralcancer.com/2018/09/25/los-alimentos-basicos-para-vencer-al-cancer/
https://www.cancer.org/es/cancer/cancer-de-tiroides/causas-riesgos-prevencion/prevencion.html
https://www.elsevier.es/es-revista-revista-medica-clinica-las-condes-202-articulo-disfuncion-tiroidea-y-corazon-S0716864015000395
https://www.cuerpomente.com/salud-natural/terapias-naturales/como-prevenir-tiroiditis_2181

Hoofdstuk 9. Vitaminen en mineralen

https://www.infobae.com/salud/2018/05/25/hipo-e-hipertiroidismo-cuales-son-los-seis-nutrientes-esenciales-para-su-buen-funcionamiento/

https://www.alimente.elconfidencial.com/bienestar/2019-04-15/selenio-mineral-gran-poder-antioxidante_1867706/

Hoofdstuk 10. Geneeskrachtige planten

https://www.promofarma.com/blog/salud-y-bienestar/4-plantas-para-aumentar-tus-defensas/
https://www.revistaciencias.unam.mx/es/160-revistas/revista-ciencias-15/1411-%C2%BFplantas-que-producen-cancer.html
https://es.wikipedia.org/wiki/Sustancias_t%C3%B3xicas_vegetales
https://rolloid.net/7-hierbas-naturales-tratar-los-problemas-tiroides/
http://www.consumer.es/web/es/alimentacion/aprender_a_comer_bien/enfermedad/2010/01/29/190795.php

Hoofdstuk 11. Natuurlijke supplementen

https://laopinion.com/guia-de-compras/los-mejores-10-suplementos-para-el-cuidado-de-la-tiroides/

Hoofdstuk 12. Alternatieve therapieën

https://www.telesurtv.net/news/8-alternativas-para-disminuir-el-estres--20150922-0010.html
https://www.telesurtv.net/news/8-alternativas-para-disminuir-el-estres--20150922-0010.html
https://www.cuerpomente.com/blogs/come-limpio/ayuno-tipos-contraindicaciones_2542
https://gabinetedepsicologia.com/tratamiento-de-la-tristeza-psicologos-madrid-tres-cantos

Onderwerp IV Polycysteus ovarium syndroom

Hoofdstuk 1. Concept

https://medlineplus.gov/spanish/ency/article/000369.htm
https://kidshealth.org/es/teens/pcos-esp.html

Hoofdstuk 2. Meest voorkomende oorzaken

https://aesopspain.org/sop-y-hipotiroidismo/
https://medlineplus.gov/spanish/ency/article/000348.htm
https://www.msdmanuals.com/es/professional/trastornos-endocrinos-y-metab%C3%B3licos/trastornos-hipofisarios/gigantismo-y-acromegalia
https://es.familydoctor.org/condicion/resistencia-la-insulina/
https://kidshealth.org/es/teens/pcos-esp.html
https://www.hormone.org/audiences/pacientes-y-cuidadores/preguntas-y-respuestas/2010/sindrome-de-ovario-poliquistico

Hoofdstuk 3. Meest voorkomende symptomen

https://kidshealth.org/es/teens/pcos-esp.html
https://laboratoriosniam.com/la-estrecha-relacion-entre-sop-y-obesidad/
https://www.infosalus.com/enfermedades/ginecologia/ovarios-poliquisticos/que-es-ovarios-poliquisticos-62.html

Hoofdstuk 4. Aanverwante voorwaarden

http://www.scielo.br/scielo.php?pid=S0066-782X2010000500010&script=sci_arttext&tlng=es
https://www.elsevier.es/es-revista-revista-medica-clinica-las-condes-202-articulo-sindrome-de-ovario-poliquistico-en-S0716864016300633
https://www.crbard.com/vab-guide/Saber-mas/Palpacion-de-los-cambios-fibroquisticos-de-la-mama

Hoofdstuk 5. Lange termijn gevolgen

https://www.infosalus.com/asistencia/noticia-mujeres-sindrome-ovario-poliquistico-tienen-mayor-riesgo-sufrir-enfermedades-cardiovascular 20100519142806.html
http://cardiosalus.com/salud/reportajes/como-se-puede-prevenir-la-cardiopatia-isquemica.html
https://www.cuerpomente.com/blogs/come-limpio/sindrome-ovarios-poliquisticos_1638
https://www.organicfacts.net/remedios-caseros/sindrome-de-ovario-poliquistico.html?lang=es
https://mejorconsalud.com/tratamiento-natural-para-el-sindrome-de-los-ovarios-poliquisticos/
https://www.infosalus.com/salud-investigacion/noticia-mujeres-sindrome-ovario-poliquistico-tienen-doble-riesgo-ser-ingresadas-otros-trastornos-20150128094134.html

Hoofdstuk 6. Behandelingen

https://espanol.womenshealth.gov/a-z-topics/polycystic-ovary-syndrome
https://medlineplus.gov/spanish/druginfo/meds/a699055-es.html
https://www.breastcancer.org/es/tratamiento/cirugia/preventiva_ovarios/preventiva_ovarios/durante
https://medlineplus.gov/spanish/assistedreproductivetechnology.html
https://www.breastcancer.org/es/tratamiento/cirugia/preventiva_ovarios/riesgos

Hoofdstuk 7. Lichamelijke activiteit

https://www.fisiologiadelejercicio.com/sindrome-de-ovario-poliquistico-y-entrenamiento-fisico/
https://www.adamedmujer.com/trastornos/ejercicio-fisico-para-mujeres-con-sindrome-de-ovarios-poliquisticos/

Hoofdstuk 8. Dieetmaatregelen

https://youngwomenshealth.org/2006/05/15/nutricion-para-sopq/
https://www.directoalpaladar.com/ingredientes-y-alimentos/las-mejores-recetas-con-nueces-de-directo-al-paladar
https://laboratoriosniam.com/si-tienes-sop-estos-deliciosos-alimentos-seran-tus-mejores-amigos
https://www.elespanol.com/cocinillas/recetas/verduras/20150422/brocoli-gratinado-jamon-queso-huevo-receta-facil/1000111038898_30.html
https://informalia.eleconomista.es/informalia/belleza/noticias/8578741/08/17/Toma-nota-estos-son-los-alimentos-para-combatir-el-acne-.html
http://www.diabetes.org/es/alimentos-y-actividad-fisica/alimentos/que-voy-a-comer/comprension-de-los-carbohidratos/indice-glucemico-y-diabetes.html
https://laboratoriosniam.com/si-tienes-sop-reducc-tus-niveles-de-testosterona-con-estos-5-alimentos/
http://muysaludable.sanitas.es/nutricion/dietas-hipocaloricas-consisten/
http://muysaludable.sanitas.es/nutricion/dietas-hipocaloricas-consisten/

Hoofdstuk 9. Vitaminen en mineralen

https://www.facebook.com/AdiosQuistesDeOvario/photos/7-vitaminas-y-minerales-para-eliminar-el-sindrome-de-ovario-poliquisticovitamina/812927655559095/
https://www.hsnstore.com/blog/colina-e-inositol/
https://www.sabervivirtv.com/nutricion/alimentos-ricos-en-zinc-beneficios_1990/5
https://www.zonadiet.com/nutricion/cromo.htm
https://ods.od.nih.gov/factsheets/VitaminD-DatosEnEspanol/
https://medlineplus.gov/spanish/ency/article/002404.htm
https://www.oftalvist.es/blog/alimentos-ricos-vitamina-a-para-la-vista/

Hoofdstuk 10. Geneeskrachtige planten

https://laboratoriosniam.com/si-tienes-sop-reduce-tus-niveles-de-testosterona-con-estos-5-alimentos/
https://www.mujerhoy.com/vivir/madres/201810/08/plantas-aumentan-fertilidad-601178454434-ga.html
https://culturacolectiva.com/estilo-de-vida/como-bajar-los-niveles-de-testosterona-si-eres-mujer
https://www.montevideo.com.uy/Mujer/Plantas-medicinales-para-regularizar-la-menstruacion-uc322492
https://www.enbuenasmanos.com/tratamientos-para-la-resistencia-a-la-insulina

Hoofdstuk 11. Natuurlijke supplementen

https://www.amazon.es/NIAM-S-Ovario-Poliqu%C3%ADstico-C%C3%A1psulas/dp/B01EHSNIW2/ref=pd_lpo_sbs_121_t_0/260-3033207-7492715?_encoding=UTF8&psc=1&refRID=M6DQXEH1DAE2SR16TDYY
https://www.guiadesuplementos.es/melatonina/
https://miriamginecologia.com/blog/sindrome-de-ovarios-poliquisticos-parte-iv/
https://www.guiadesuplementos.es/acido-folico/

Hoofdstuk 12. Alternatieve therapieën

https://www.eluniversal.com.co/blogs/entendiendo-la-piel-con-wilmar-polo/terapias-alternativas-y-complementarias-en-tratamientos-cutaneos
https://www.todopapas.com/fertilidad/fertilidad-en-la-mujer/fertilidad-acupuntura-y-otras-terapias-alternativas-5615
https://www.vix.com/es/imj/salud/5334/las-mejores-terapias-alternativas-para-bajar-de-peso
https://mejorconsalud.com/tratamiento-natural-para-el-exceso-de-vello/
https://es.wikipedia.org/wiki/Fitoterapia
https://www.hedonai.com/tratamientos-faciales/acne/

https://www.hablandodehomeopatia.com/como-tratar-el-acne-con-medicamentos-homeopaticos/

Onderwerp V. Mannelijk en vrouwelijk klimaat

Hoofdstuk 1. Concept

https://definicion.de/climaterio/
https://cuidateplus.marca.com/sexualidad/diccionario/menopausia.html
http://www.scielo.org.bo/scielo.php?script=sci_arttext&pid=S1012-29662006000200011
https://www.msdmanuals.com/es/hogar/salud-femenina/trastornos-menstruales-y-sangrados-vaginales-an%C3%B3malos/menopausia-prematura
https://www.clinicalascondes.cl/BLOG/Listado/Ginecologia/Climaterio-y-Menopausia

Hoofdstuk 2. Meest voorkomende oorzaken

https://espanol.womenshealth.gov/menopause/early-or-premature-menopause

Hoofdstuk 3. Meest voorkomende symptomen

https://www.salud.mapfre.es/salud-familiar/hombre/recomendaciones/menopausia-masculina/
http://www.davila.cl/menopausia-y-climaterio-sintomas-y-tratamiento/

Hoofdstuk 4. Aanverwante voorwaarden

http://scielo.isciii.es/scielo.php?script=sci_arttext&pid=S0212-16112006000900001

https://www.mayoclinic.org/es-es/diseases-conditions/high-blood-pressure/expert-answers/menopause-and-high-blood-pressure/faq-20058406
https://www.sabervivir.es/familia-saludable/mujer/vigila-mas-tu-tiroides-en-la-menopausia
https://www.msdmanuals.com/es/hogar/trastornos-hormonales-y-metab%C3%B3licos/trastornos-relacionados-con-el-colesterol/dislipidemia-dislipemia
https://www.drfcarmona.com/menopausia/enfermedades-asociadas-la-menopausia/

Hoofdstuk 5. Gevolgen

https://fundaciondelcorazon.com/ejercicio/ejercicio-fisico/3175-cardiopatia-isquemica.html
https://mifarmaciaespana.com/tratamientos-naturales-para-la-disfuncion-erectil-una-solucion-efectiva-y-saludable/

Hoofdstuk 6. Behandelingen

https://www.vademecum.es/enfermedad-menopausia+(climaterio+femenino)_424_3
https://www.clinicalascondes.cl/NOTICIAS/Andropausia,-el-bajon-hormonal-de-los-hombres
https://cuidateplus.marca.com/belleza-y-piel/medicina-estetica/2018/11/16/consecuencias-implantes-pelo-realizados-turquia-168131.html
https://www.20minutos.es/noticia/565418/0/cirugia/vaginal/riesgos/
https://espanol.womenshealth.gov/menopause/menopause-treatment
https://www.webconsultas.com/belleza-y-bienestar/tratamientos-esteticos/que-es-la-c
https://vilarovira.com/cirugia-genital-masculina/
https://medlineplus.gov/spanish/druginfo/meds/a601041-es.html

https://www.diariofemenino.com/articulos/salud/menopausia/ciru
gia-estetica-durante-la-etapa-de-la-menopausia/

Hoofdstuk 7. Lichamelijke activiteit

https://www.webconsultas.com/ejercicio-y-deporte/ejercicio-en-
las-etapas-de-la-vida/ejercicios-a toepasselijk-en-la-menopausia-
1937
https://www.webconsultas.com/ejercicio-y-deporte/ejercicio-en-
las-etapas-de-la-vida/ejercicio-en-la-menopausia-1935
https://www.webconsultas.com/ejercicio-y-deporte/ejercicio-en-
las-etapas-de-la-vida/beneficios-del-ejercicio-en-la-menopausia-
193

Hoofdstuk 8. Dieetmaatregelen

https://cuidateplus.marca.com/sexualidad/diccionario/afrodisiacos
.html
https://www.dietacoherente.com/recetas-para-la-menopausia-
ensaladas-potajes/
https://sevilla.abc.es/gurme/las-mejores-recetas/10-recetas-con-
calabacin/   https://contenidos.bupasalud.com/salud-
bienestar/vida-bupa/alimentaci%C3%B3n-saludable
https://www.miqueridamenopausia.com/que-son-las-
fitohormonas/
https://www.huercasa.com/es/blog/alimentos-antioxidantes
https://www.directoalpaladar.com/salud/como-aprovechar-mejor-
los-nutrientes-en-la-cocina
https://mifarmaciaespana.com/conoce-los-afrodisiacos-naturales-
mas-efectivos-y-disfruta-de-tu-sexualidad/

Hoofdstuk 9. Vitaminen en mineralen

https://www.hola.com/estar-bien/20180831128919/vitaminas-y-
minerales-en-la-menopausia-cs/
https://www.miarevista.es/salud/fotos/7-alimentos-con-un-plus-

de-vitamina-c/vitamina-c-1
https://www.danone.es/es/salud/tendencias/alimentos-calcio-no-lacteos.html
https://www.globalhealingcenter.net/salud-natural/alimentos-vitamina-c.html
https://medlineplus.gov/spanish/ency/article/002406.htm
https://laopinion.com/guia-de-compras/3-vitaminas-y-minerales-que-necesitas-consumir-durante-la-menopausia-para-fortalecer-tu-salud/

Hoofdstuk 10. Geneeskrachtige planten

https://articulos.mercola.com/sitios/articulos/archivo/2014/11/08/hierbas-y-especias-para-bajar-de-peso.aspx
https://www.eldinamo.cl/ambiente/2016/05/09/plantas-hierbas-combatir-estres-depresion/
https://www.autocrecimiento.com/salud/plantas-medicinales-trastornos-menstruales/
https://www.cuerpomente.com/salud-natural/tratamientos/sofocos-remedios-naturales_2133
https://holadoctor.com/es/%C3%A1lbum-de-fotos/los-10-mejores-t%C3%A9s-para-dormir-bien
https://mejorconsalud.com/hierbas-medicinales-que-nos-aportan-energia/
https://www.promofarma.com/blog/salud-y-bienestar/descubre-las-5-plantas-que-equilibran-tus-hormonas/

Hoofdstuk 11. Natuurlijke supplementen

https://www.hsnstore.com/blog/menopausia-suplementos-naturales/

Hoofdstuk 12. Alternatieve therapieën

https://www.subz3ro.mx/7-terapias-alternativas-disminuir-estres/
https://www.mindalia.com/noticias/terapias-alternativas-bienestar-salud-naturales/
https://neurorhb.com/blog-dano-cerebral/que-es-la-terapia-ocupacional/

https://www.diariofemenino.com/articulos/psicologia/ansiedad/terapias-alternativas-para-combatir-la-ansiedad/
http://www.f-ima.org/es/factores-de-proteccion-para-la-prevencion/imagen-corporal
https://articulos.mercola.com/sitios/articulos/archivo/2017/11/16/tratamientos-alternativos-para-la-depresion.aspx
https://psicologiaymente.com/vida/tecnicas-relajacion-combatir-estres
https://psicologiaymente.com/clinica/tecnicas-cognitivo-conductuales

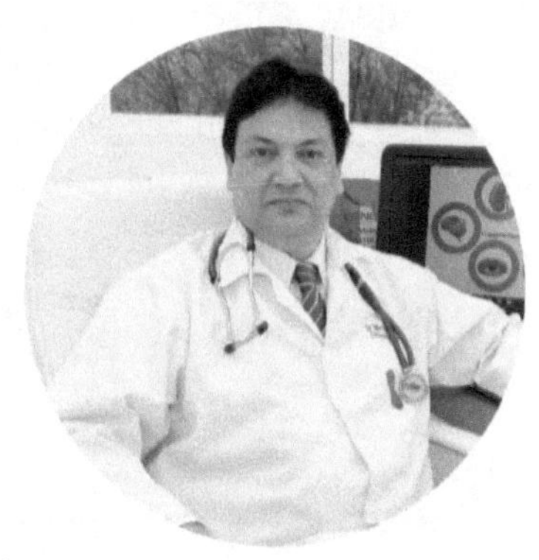

Dr. Mario Vega Carbó
Endocrinoloog

* Cubaanse arts is in 1994 afgestudeerd.
* Specialist in endocrinologie en huisartsgeneeskunde.
* Master in levensduur en echografie.
* Hoogleraar medische pathofysiologie.
* Liefhebber van het goede doen, familie en natuur.

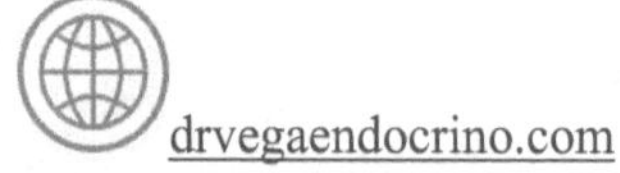 drvegaendocrino.com 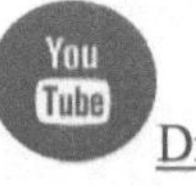 Dr. Mario Vega - Tu Endocrino Online

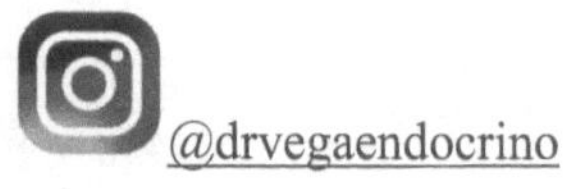 @drvegaendocrino 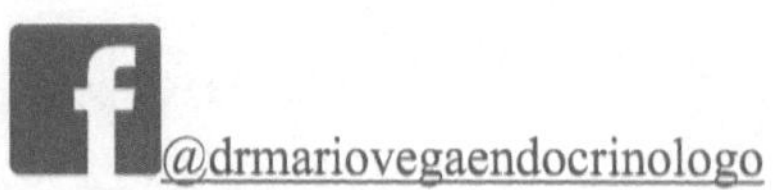 @drmariovegaendocrinologo

Hoeveel mensen zijn op zoek naar een magische remedie om hun gewicht te beheersen? Of het nu gaat om esthetiek, gezondheid of om operaties te vermijden ... Wie wil niet weten hoe u uw metabolisme kunt verbeteren?

Het antwoord ligt in het endocriene systeem zelf, protagonist van alle veranderingen die plaatsvinden in de cellen van ons lichaam, zoals de vorming van vetweefsel en hormonale secretie, alles gebeurt dankzij zijn specifieke functies, die kunnen worden beïnvloed door blootstelling aan verstoorders en ongezonde levensstijl, leidend tot pathologieën.

Het is niet bedoeld om de erkende endocrinologieverdragen te vervangen, laat staan de traditionele farmacologie te veranderen. Het doel is om hen te laten ontdekken dat de bestaande bronnen in het ecosysteem geweldige bondgenoten kunnen zijn voor de aanvullende behandeling van aandoeningen zoals diabetes, obesitas, schildklieraandoeningen, polycysteus ovarium syndroom, menopauze cn andropauze.

Als gevolg van de kennis en ervaring van Dr. Mario Vega Carbó, medisch specialist in endocrinologie en hoogleraar medische pathofysiologie, is hieronder een betrouwbare referentie, gericht op patiënten en het grote publiek, om meer te leren over deze ziekten, hun oorzaken, hun complicaties, en leer over de hulpmiddelen die de omgeving ons geeft om ermee om te gaan, ze te beheersen en ze te overwinnen.

Nu beschikbaar in 10 talen, dit is een boek dat ons zal motiveren om het te doen
"Een gok op natuurlijke endocrinologie"